U0032985

癌症全方位建議

讓我告訴你從預防治療到飲食營養的照護指南

賴易成——著

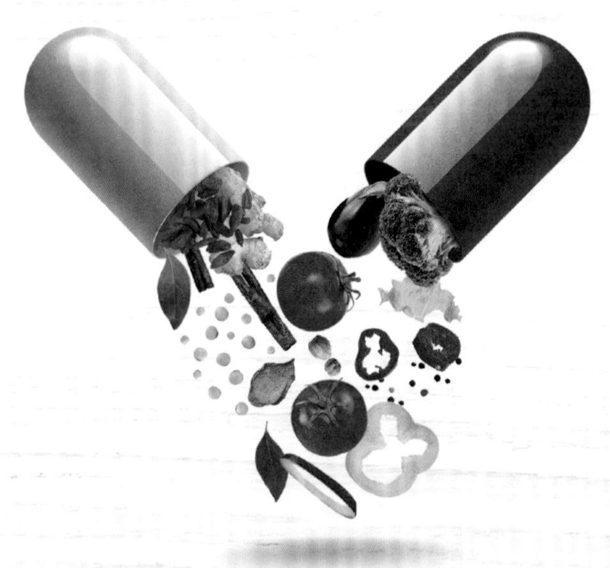

謹以　此書獻給我摯愛的家人

感恩　我的雙親養育之恩，願他們在天之靈，永遠快樂

感謝　我的內人照顧家庭，無怨無悔，讓我無後顧之憂

感謝　我的孩子體諒老爸辛勞，未能好好陪伴童年成長

推薦序

中西醫聯手治療，標、本兼顧

彭汪嘉康

賴易成醫師畢業於中國醫藥大學研究所，在《商業周刊》的《良醫健康網》近 4 萬筆網友票選中，獲得「腫瘤科」第一名好醫生的評價，接著就被安排撰文出版本書，而我則有幸受邀寫序。

賴醫師是位放射腫瘤專科醫師，目前幾乎 60 到 70% 的癌症病人，除了接受一般化學治療外，都必須再尋求放射治療，所以放腫醫師必熟知一般癌症治療方案。賴醫師出身於醫師世家，父親精通中醫、四書五經，三兄弟也都相繼從醫，從小就受中、西醫的薰陶，耳濡目染。

據賴醫師的調查，台灣的病人很喜歡看中醫，吃中藥，所以，他提出了中西醫聯手治療，讓病人康復的機會增加，他認為應該要走向「全方位的癌症治療」，中西醫一起看門診、一起解決。他在書中舉了好多實例，也提出了好幾種中藥，可以在以西藥為主，中藥為輔的情形下安全介入。中醫師可以給病人調養、養生的資訊，像是：哪些東西能吃、哪些該忌口、哪些要多吃增加抵抗力等，以中西醫聯手治療來達到標、本兼顧的目的。

最近這幾年來，由於精準標靶新藥及免疫療法的研發，在癌症治療方面有很大的進展。2019 年 1 月 8 日，美國癌症協會公布了最新的癌症年度報告，美國癌症死亡率在 1991 ～ 2016 年中穩步下降，25 年來，美國癌症死亡率整體下降了 27%。這個數字是我們應該追求的目標，希望能引進東方的中醫療法，來輔助癌症的治療。

最後，我想，我們都應該牢記賴醫師提倡的對癌症的六個正確觀念：需有長期抗戰的心理準備、確信醫療團隊對您所做的治療計畫、應在既定時間內完成療程、家人的親情與照護、營養的重要、遠離香菸、檳榔、酒。希望藉由謹遵這些格言，能為我們的癌症病友們帶來康復的契機。

（本文作者為中央研究院院士／臺北醫學大學臺北癌症中心院長）

推薦序

一本全方位面對癌症的書

楊育正

我認識本書的作者賴易成醫師已經超過 30 年，他出身醫師世家，他的學習過程中、西醫兼具，在他行醫的數十年當中臨床與研究並重，加上醫者痌瘝在抱的情懷，讓他在《良醫健康網》近四萬筆網友票選中，獲選腫瘤科第一名好醫生的評價！

2018 年台灣主要死因統計，惡性腫瘤占 28 %，蟬聯 30 年來國人死因的榜首。對於癌症國人亟需有更正確的觀念。

賴醫師在他忙碌的醫師生涯當中，費心寫成本書，恰如唐朝的藥王孫思邈所說：「上醫醫未病，中醫醫欲病，下醫醫已病」。賴醫師此書從防病、治病、養病、及健康的生活，都有深入淺出的論述，尤其可貴的是，書中所說都以當代實證醫學為主，也兼顧台灣目前特有的情況和需要！

本書共分七章，他從解除錯誤的觀念與迷思開始，接著從基本醫學常識，深入淺出地整理成「關鍵報告」，讓讀者都能夠建立當代對於癌症的基本醫學常識。

賴醫師中西醫兼具的背景，使得他最適合在書中評論台灣人普遍認為的「西醫治標、中醫治本」的觀念，以及如何看待中西醫聯手治療癌症的觀念。賴醫師在書中提醒治療癌症須「除惡務盡」，我看到賴醫師說的其實是「與癌共存」的觀念不是目標，是不得已時的策略與態度，是不論治療成效都需「活在當下」的重要觀念。

本書第六章中，賴醫師特別以相當的篇幅，闡述癌症治療期間正確的飲食與作息，這是完整的癌症治療中不可或缺的一環，特別是從營養素的需求中，如何演化出實際食物的製備，常常是病人和家屬無所適從的重點問題！癌症治療期間，如何適度的運動與作息，也是非常重要的課題。

書中也特別提到，癌症治療前後應該有的六個正確觀念，與我自己的體悟，並在臨床上常常告訴病人，面對癌症時的四個原則，就是「接受正規治療、不求偏方、改變生活作息、今天就跟身旁最重要的人說我愛你」不謀而合！

我看賴醫師這本書，深深了解賴醫師寫作的用心， 並體會其醫術之精和用心之誠，深願為之推薦。

（本文作者為馬偕紀念醫院婦癌科醫師）

推薦序

從日常生活、飲食中落實癌症防治

張俊彥

與賴易成醫師熟識多年，他在醫療專業上是非常敬業且備受病患愛戴的腫瘤科醫師。閱讀新書後，感受到閱讀除了開拓視野之外，還能夠防癌。在書中賴醫師用淺顯易懂的方式告訴讀者關於癌症的迷思與正確的觀念，以及健康或治療期間應有的飲食及有益的防治。在此書中也藉由他多年的癌症基礎研究及臨床應用，讓大家可以了解對身體有益的植化素。令身為癌症專科醫師的我不禁佩服！也深感有此榮幸撰文為序推薦本書，和所有讀者共饗。

本書提供了讀者在觀念上和知識上的印證，讓大眾有所依循。尤其是在談癌色變的現代社會裡，雖然目前為止大部分癌症發生的原因仍不清楚，但是從許多與癌症發生有關的跡象中藉由平時注意這些跡象，就是我們的癌症預防之道。

建議讀者翻開本書的第一頁開始，由每篇章節中吸收賴易成醫師多年的寶貴經驗，了解到癌症防治是需要在每日飲食營養中下功夫的，除了營養，健康的生活模式也是預防癌症的要素，癌症防治應從日常生活、飲食中落實。期望藉由閱讀此書，可以幫助大眾讓自己以及家人更健康。

（本文作者為國立成功大學醫學院院長）

推薦序

為身體儲備強大的作戰力，才能戰勝癌細胞！

徐永年

將近二十年前，我在台中院長任內，因癌症服務專案而與賴易成醫師相識，當時即留下深刻印象，他不但對癌症病人熱心提供而全方面的服務，而且比其他醫師更加關懷注意病人的飲食營養、衛教，在這方面的推廣工作做得非常到位，令人感佩。

賴醫師中西醫學養豐富，很早期即投入相關領域，也在這本書中完整呈現畢生心血的研究成果，在書中指出：我們不能與癌細胞共存，而是要除癌務盡，攝取完整營養，補充符合身體需求的營養素，才能為身體儲備強大的作戰力，與癌細胞奮戰到底！

這本書集結了賴醫師三十多年的臨床經驗和研究成果，除了是癌症病人及家屬的最佳良伴，更可當作一般民眾加強防癌保健知識的參考，身為醫師，我也要替病人按個讚，大力推薦！

（本文作者為前衛福部附屬醫療及社會福利機構管理會執行長）

自序

整合性治癌模式，才能提高療效，降低死亡率

2017 年 6 月接到如何出版社賴經理來函，因筆者有幸獲得「《良醫健康網》網友票選『腫瘤科』第一名好醫生」，希望安排見面邀約寫書乙事。筆者於 1985 年中國醫藥大學中國醫學研究所畢業後，致力於癌症臨床工作與基礎研究，除了醫學論文的發表外，就未曾再動筆寫文章，深恐文筆生澀，無法擔綱重任。然經再三思量，筆者認為三十多年的臨床經驗，所見所聞，有義務且必要以腫瘤科醫師專業的角度，告訴癌症患者、家屬和一般民眾，正確的癌症防治與飲食觀念。於是允諾所求，全力以赴。

1982 年起，癌症已躍居國內十大死因的首位，迄今死亡人數年年攀升。根據衛福部國民健康署於 2017 年 12 月出版「中華民國 104 年癌症登記報告」顯示，當年全癌症之初次診斷為癌症的人數有 105,156 人，即每 5 分鐘就有 1 人罹患癌症；死於癌症的有 46,829 人，占所有死亡人數的 28.59%，即每 3.5 個死亡人口中就有 1 人死於癌症。這不僅造成許多家庭生命財產的損失，也影響國家整體經濟的成長與增加醫療費用的支出。

「2025 衛生福利政策白皮書」是行政院黃金十年計畫提出的挑戰性健康目標，將 2010 年～ 2020 年癌症死亡率降低 20%。據

「2010 年癌症登記報告」資料顯示，全癌症每 10 萬人口年齡標準化死亡率為 129.62 人；「2015 年癌症登記報告」降為 126.33 人，五年來只降低了 3.3%。若要達到 2020 年癌症死亡率降低 20% 的目標來看，即未來五年還有 16.7% 的下降空間，這真的是高難度的挑戰。

降低死亡率的最佳方法，就是提高癌症病人的存活率，其方法有三：一是宣導「癌症預防」觀念，從生活、飲食、環境等方面著手；二是推廣「癌症篩檢」活動，達到早期診斷、早期治癒；三是提高「癌症治療」效果，應走向整合性治癌模式。前二者，政府已積極推動與執行；後者則仍需醫學、藥學、生技等各領域，攜手合作，以竟全功。

筆者在構思這本書的寫作方向時，曾陷入一些迷惘，是要寫給一般大眾，抑或癌症病患及家屬呢？若是前者，現在網路資訊發達，讀者只要上網就可以查到所要的資料。因此，筆者決定朝專業一點的方向來寫，但也不能太學術而索然無味，缺乏可讀性。

本書共分七章，第一章「關於癌症，你知道的不一定是事實！」、第二章「癌症治療，你必須知道的關鍵報告！」、第三章「我的中西醫背景，讓我不放棄所有可以讓病人康復的機會！」、第四章「癌症治療過程中，你該注意哪些事？」、第五章「放射線治療時，該怎麼做才會更有效果？」、第六章「癌症治療期間，正確的飲食與作息」、第七章「『植化素』是 21 世紀的維他命，有益癌症防治！」，每一章都是筆者多年寶貴的經驗與傳承。書中第五章，有筆者臨床結合基礎的研究成果，第六章特別介紹癌症治療期間的飲食熱量計算，第七章摘錄植化素進行臨床試驗結果，內容雖略嫌學術味，但只要讀者稍微專注閱讀，一定可以了解書中涵意，句句斟酌，開卷有益。

賴易成 敬筆

2018 年 11 月 25 日 于台中寓所

目錄

第二章

癌症治療，你必須知道的關鍵報告

第三章

我的中西醫背景，讓我不放棄所有可以讓病人康復的機會！

第四章

癌症治療過程中，你該注意哪些事？

第五章

放射線治療時，該怎麼做才會更有效果？

第六章

癌症治療期間，正確的飲食與作息

第七章

「植化素」是 21 世紀的維他命，有益癌症防治！

第一章

關於癌症，你知道的不一定是事實！

關於癌症，很多病患都會道聽塗說，聽到許多錯誤資訊，卻把這些資訊當成正確的說法。像是：癌症是因果病、癌細胞可以餓死等，這些關於癌症的資訊，你所知道的不見得就是事實！

事實上，在醫學界沒有人敢說自己了解癌症。因為就連現在的醫學都還在不斷地研究癌症，試圖揭開這個大謎題；但經過這數十年來的努力，醫學界逐漸認識癌症的成因與機制，也因為如此，許多先進的治療方式不斷被發現、許多的藥物逐漸被發明，大大提高了病患的存活率。我認為，關於癌症治療還是要奠基在實證醫學上，透過科學的方式驗證，才能夠破除迷思，也才有機會對抗癌症！

你還在相信這些癌症迷思嗎？

在臨床上，有許多關於癌症的錯誤觀念，讓許多人錯失了黃金治療期，反而讓腫瘤坐大，最後一發不可收拾，導致病患死亡。事實上，只要能夠在第一時間進行治療，復原的機會都能大幅提升！以下我會列舉一些常見的迷思，就是希望破除既有想法，讓病患能夠勇敢面對治療，才有康復的機會。

迷思一：我是好人，為什麼會罹患癌症？

很多病患聽到自己罹患癌症時，常會浮現這樣的念頭，像是：

「我這輩子沒有害過人，為什麼得到這種病？」「我沒有做傷天害理的事，為什麼會有這種因果報應？」「我是好人，怎麼會得這種病？」

但是，我必須告訴這些癌友，千萬不要這樣想！罹患癌症真的不是人品不好、因果報應的結果，而是沒有好好注意身體所造成！

曾經有一個乳癌病人，當她知道自己罹患癌症後，認為會得這種疾病就是因果報應，覺得自己很丟臉、很羞愧，所以絕口不提自己的病、也不讓鄰居知道；最後甚至跟親友、鄰居都不太往來，生活圈越變越小，自己一個人躲起來自怨自艾，覺得都是自己不好。後來有一天，這個病人終於敞開心房，跟我聊到自己有這樣的想法，到底是對、還是不對？我笑著回她：「妳不是做錯什麼事，只是妳沒有好好善待自己的身體！」然後我一一跟她解釋癌症的成因，病人才因此釋懷。

我要提醒癌友，千萬不要相信癌症是什麼因果報應的疾病，罹患癌症不是你做了壞事的報應，而是你沒有好好選擇食物，沒有好好遠離壞因子（香菸、檳榔、酒……等致癌因子）的結果。你該做的是調整自己的生活，而不是陷入因果報應的恐懼中，這樣才是面對癌症的正確心態！

迷思二：癌症是不治之症，罹患癌症＝死亡？

因為癌症蟬聯十大死因 30 多年，很多人認為癌症是不治之症，但這樣的觀念是錯誤的！實際上，有很多的癌症病患都有好好地控制病情，甚至活得跟一般人沒有兩樣。所以，癌症是一種慢性疾病，就跟糖尿病、高血壓一樣，如果可以早期發現、早期治療，是有機會被治癒。

如果從另外一個觀點來看，罹患糖尿病、高血壓等慢性疾病，可能要吃一輩子的藥；但癌症只要被治癒，就不需要終身服藥。從這樣的角度來看，癌症其實可以算是最有機會治癒的慢性疾病，這也是我常常跟病人解釋的角度。

迷思三：吃偏方就不需要治療，也能康復？

每隔一段時間，就會聽到有人罹患癌症後，迷信偏方致死的案例，也讓我扼腕嘆息。我之前有位病人，本身有精神方面疾病，但有在吃藥控制；他第一次看診，是哥哥帶他來，那時只有右邊口腔癌，需要趕緊治療。但他哥哥想要病患接受偏方，就沒有來治療，過了兩個月後再來看，腫瘤已經長到左邊了！於是我重新幫他調整療程，經過正規治療後，腫瘤才逐漸消失，目前只剩下一點點而已。

我之前在台北馬偕醫院當主治醫師時，有個病人住在三重，他的腫瘤已經轉移到腦部，剛進診間第一句話就跟我說：「醫師！我沒有錢了！我為了治療癌症已經賣掉一棟房子了！」後來我才知道，這個病人為了治療癌症，花了很多錢在偏方上，結果都沒有效。當時我對病患說：「你不用多花錢！目前很多治療都有健保給付，不需要擔心。」結果病患很配合地來醫院治療，病情也得到良好的控制。

所以癌症治療不要迷信偏方，只要在第一時間好好接受正規治療，都能提升復原機會。

迷思四：西醫治標、中醫治本，所以中醫治癌比較好？

我記得有個網路笑話是這樣說的：「西醫治標，中醫治本，中西合璧，製成標本。」雖然這是個笑話，但真的是「西醫治標，中醫治本」嗎？這是一個非常值得深思的問題！

在馬偕醫院服務時，我曾經用問卷調查自己的病人，有不到一半的人承認自己有在吃中藥；但後來我委託護理師幫忙再重新調查，發現說自己有搭配中藥的病患提高到七成，兩次調查結果有明顯的落差，我想是患者不好意思讓醫師知道。我也聽說過某某人是吃中藥而治癒的，雖然我不是他們的醫師，無法證明其成效是否正確，但站在我的立場，我並不建議病患「完全」用中藥治療。因為在我的病人中，絕大部分病患都因此而延誤治療，最後離開了這個世界。

有些人會說，病人接受西醫治療也有死亡的啊！我的回答是：「對！但成功的更多。」我跟病人說，他想要去吃中藥，不接受西醫治療，那我要尊重病人的決定；但我也常跟病人勸說，在我手上用西醫治療，成功的例子遠高於失敗的例子；用中藥治療，我也有看到成功的例子，但是我看到的大部分都失敗。當我這樣跟病人說之後，大部分的病人都可以接受，最後選擇接受正規的西醫治療。

我雖然是西醫師，但對於中醫也有涉獵，我很清楚知道中醫跟西醫間的不同，所以我並不排斥中藥、也不排斥中醫。但我更清楚西醫有西醫的長處，中醫有中醫的優點。我一直很想做的研究是：如何透過實驗證明，中醫確實可以輔助西醫治療；也想要證明中醫的介入能夠調理病人的狀況，讓病人能夠更有體力對抗癌細胞。

事實上，我認為只要能對病人有所改善的，都是好的治療方式，而不要再分什麼是中醫，什麼是西醫。只要能幫助病患的實證方法，我們都應該要深入研究，然後納為正規治療，這樣對病人才是最好的方法。

迷思五：病患死於化療、放療的傷身，而不是癌症？

因為化學治療跟放射線治療，都會對身體造成一定的反應，所以讓人覺得很可怕，但是不是如一般聽到的那麼恐怖，我倒覺得不盡然。我們應該是要用不同癌症來看，不同的照射部位、不同的放療劑量、不同的化療藥物，都會有不一樣的結果，所以不能一概而論。

簡單來講，放療的反應分兩類，一類是全身反應，一類是局部反應。

全身的反應就像是：人比較倦怠、噁心、胃口不好、睡不著覺等。

局部的反應就像是：放射線照嘴巴，嘴巴可能會破、吞嚥困難、會喉嚨痛；照腸胃道就會引起肚子絞痛、腸炎、拉肚子等症狀，這些就是屬於局部反應。

事實上，不同的癌症會選擇不同的化療藥物，不見得所有的化療藥物都會掉頭髮，所以應該是說看用化療藥物的種類、劑量來決定副作用的程度。更何況現在就有很好的藥物，可以減少化療引起的副作用。

以攝護腺癌為例，通常放射治療給的範圍不是很大，大約五、六公分。在療程快要結束的時候，病患才開始有點膀胱炎或腸炎的反應，這時候就可以用藥物來治療。另外，像化學治療時，有可能會引起白血球下降、噁心、嘔吐等副作用，這時候可以用藥物把症狀控制住，讓治療可以很順利完成。

所以回到剛剛的迷思：放療、化療的傷身更多於殺癌。其實就是因為這些治療都會有上述反應，會讓病人感覺到很可怕，認為這就是傷身體，而害怕接受放射線治療跟化學治療。

綜觀這些迷思，可以知道癌友身邊充斥許多錯誤的癌症治療訊息，讓病患延誤治療，最後不但花錢、又無法控制癌症蔓延，得不償失！

「癌症可以預防」是真的嗎？

很多人都會認為癌症是「突然」間發生的疾病，也有許多的傳言，像是某某半年前還沒有癌症，但是這半年來突然發現有腫瘤，而且一發現就已經是末期了！所以癌症應該是防不勝防。當病人被診斷出癌症時，我都會告訴他們一些現在的研究結果，還有癌症的相關知識。

通常我都會告訴罹患癌症的病人，我所觀察到的一些相關數據，讓病人可以對癌症有初步的認識。其中最重要的，就是按照 2017 年世界衛生組織（WHO）所發表的報告：**如果我們在健康生活形式和公共衛生的措施這兩方面做得好，大概可以預防 30% ～ 50% 的癌症**。

那什麼是健康生活形式呢？比方說避免抽菸、避免吃醃漬的東西，加上要運動、飲食、拒絕抽二手菸、早睡早起等，這些都是世界衛生組織所提到的健康生活形式。

而健康的生活型態不只是用於預防癌症，對於治療中的病患也很重要。我有些病患做了放、化療後，依照過去的經驗，我們打化療第七天（從第一天算起）白血球就開始下降，第十天達到最低點，然後又慢慢回升。若病患的白血球數量經過三週卻一直無法回升，我會詢問病患，他的營養攝取是否足夠、睡眠是否充足，結果發現有部分的病患都說吃得很好，但有失眠的問題，可能就是因為這樣，白血球一直無法回升。所以除了飲食外，睡眠也很重要。

大腸癌與女性乳癌的盛行率居高不下！

為什麼我會說，有很多癌症是可以預防的。我們就拿肝癌為例，從 1996 年到 2014 年常見的癌症發生趨勢圖來看，可以很清楚地看到肝癌的盛行率逐年在下降。為什麼？這是因為 B 型肝炎疫苗接種的成效！台灣肝癌的主要成因是 B 肝，因為推廣 B 肝疫苗之後，得到 B 肝的病患相對變少，肝癌的盛行率也因此下降。

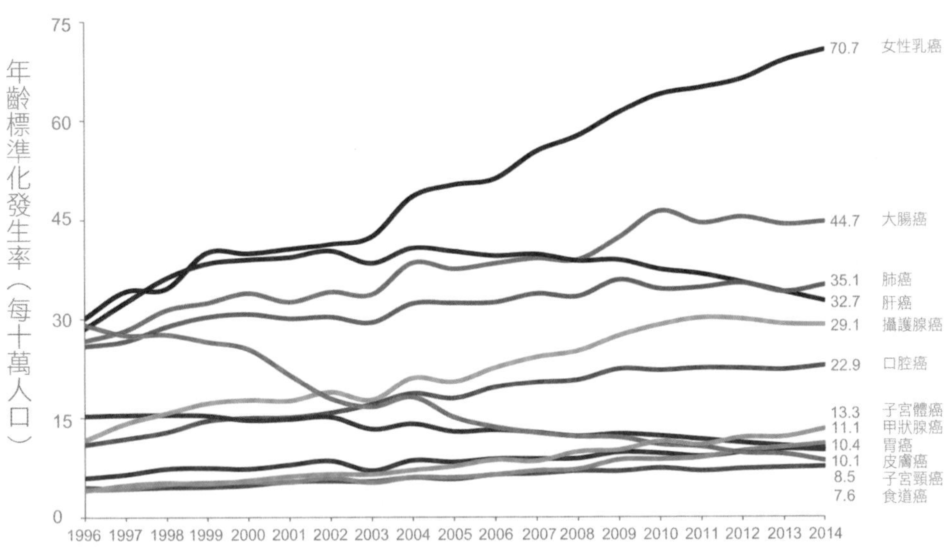

（出處：國民健康署）

圖 1-1 1996-2014年常見癌症發生趨勢

此外，還有子宮頸癌疫苗的接種，也降低子宮頸癌的盛行率，這都是政府大力推動癌症預防措施的結果。

另外，我們也可以看到乳癌跟大腸癌的盛行率逐年上升。然而在 2017 年的最新報告中則發現，大腸癌的盛行率因為糞便潛血的篩檢成效，有稍微下降，但仍穩居癌症之冠。而女性乳癌經過年齡、性別矯正之後，發現盛行率大幅飆升，所以女性還是得要注意，經常進行自我檢查，提早發現與治療。

透過癌症的盛行率統計，國民健康署也在推廣防癌的兩道防線：**第一道防線就是避免致癌因子，還有健康的生活，第二道就是定期篩檢**。第一道防線跟 WHO 所提到的建議很類似，第二道防線則是盡量讓病患做到早期發現，早期治療！

肺癌仍是最大的癌症殺手！

除了盛行率之外，死亡率也是很重要的指標。目前在十大癌症死因當中，第一名就是肺癌。

中山醫學大學公共衛生學系的廖勇柏教授製作出台灣四十年的癌症死亡率地圖，發現從 1972 年到 1981 年，甚至到 1991 年，北部地區有較高的男性肺癌死亡率聚集；但到了 1992-2001 及 2002-2011 兩個年代，中南部地區的男性肺癌死亡率有明顯增加的情形，尤其是彰化雲林跟嘉義。廖教授認為，這地圖已考慮了年齡問題，但從過去的資料顯示，**中南部地區居民抽菸盛行率及汽機車密度在全國分佈中並沒有聚集情形，可見這些地區除了老化、吸菸及汽機車污染之外，環境中必定還存在會導致肺癌的一級致癌物，才會讓中南部變成一個肺癌的重災區。**

就我的觀察，除了常說的抽菸、油煙，最近也發現空氣汙染物中的 PM2.5 也是肺癌的一大原因，此外可能還要加上其他因素。以我服務的南彰化地區為例，有很多人是務農維生，他們在噴灑農藥時並沒有做好保護措施，年輕因身強體壯而沒有感覺，到了一定年齡以後，疾病就會一個個跑出來！

透過這些盛行率、死亡率，其實可以發現到：原來癌症跟我們的生活息息相關，也印證了 WHO 所說的：癌症其實可以預防！所以比起治療，我們應該多花一點心思在如何預防上。只要多注意自己所吃的東西、多運動、作息正常，改善環境污染，那麼大部分的癌症都可以被預防。

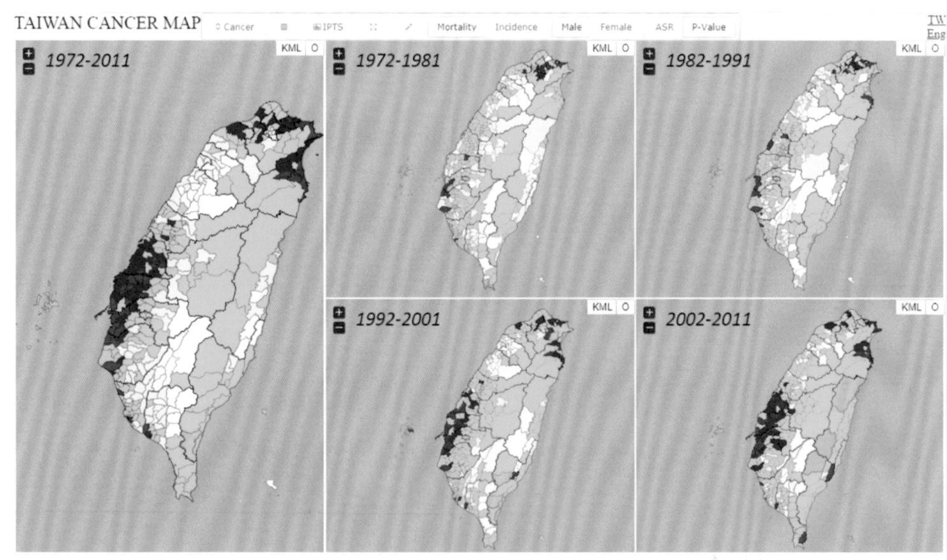

（圖片提供：中山醫學大學公共衛生學系廖勇柏教授）

圖 1-2 台灣四十年的癌症死亡率地圖

癌細胞愛吃糖，所以吃糖會幫助癌症發展？

「癌細胞是不是喜歡吃糖？」我常常會被病人問這個問題，我通常會回答：「你的問題有點複雜，癌細胞要能夠不斷增生，過程中當然需要消耗許多能量，雖然癌細胞需要大量的葡萄糖，但是不能說它喜歡吃糖。」

臨床上有一種核子醫學檢查叫做「正子掃描」（PET scan），它的偵測方式就是在葡萄糖上標誌氟 18（18FDG），這個東西會跑到代謝功能旺盛的細胞內。身上的癌細胞或發炎細胞（如：骨髓炎、蜂窩組織炎等），因為新陳代謝速率較快，需要消耗較多的葡萄糖，所以把帶有正子氟的葡萄糖打進體內，觀察葡萄糖的位置，就知道身體哪些部位正在大量消耗葡萄糖，藉此找出那些可能的病灶。透過這樣的檢查，我們可以清楚地看到癌細胞的位置。

近幾年，台灣國家衛生研究院（NHRI）研究發現，癌細胞在葡萄糖的代謝過程跟正常細胞不一樣。正常細胞的葡萄糖代謝是先分解成丙酮酸，丙酮酸再進入細胞內所謂的發電廠——粒線體。然後丙酮酸會在粒線體當中進行燃燒（氧化作用），最後產生能量供身體利用。

但是，癌細胞的葡萄糖代謝方式不走這條途徑，而是另外一種路徑。這時候癌細胞會分泌一種叫「致癌本質因子」（又稱JMJD5），它會將葡萄糖代謝成乳酸、胺基酸、核酸、脂肪等代謝物，這些物質可以被癌細胞所利用，用來當做癌細胞增生的原料，讓癌細胞擴展更快。所以某些學者認為，癌症有可能就像糖尿病或肥胖症一樣，也是一種新陳代謝疾病。

根據該研究結果，有些學者認為：是不是可以透過阻斷癌細胞不正常的葡萄糖代謝，來達成抑制癌症的生長？我認為有可能也是未來發展抗癌藥物的另一個方向，但這目前還是屬於學理部分，真正要發展成為可以作為癌症治療用藥，還有一段路要走。

許多癌友認為癌細胞喜歡吃糖（正確的說法應該是癌細胞消耗大量的葡萄糖），所以不吃糖就可以抑制癌症生長。我可以理解他們的思考邏輯，但這樣的答案並不正確。癌症是一種消耗性疾病，它會分泌許多「前發炎細胞間素」（proinflammatory cytokines），造成我們身體細胞的新陳代謝改變，使得體內蛋白質、醣類、脂肪等三大營養素加速分解，所以不是不吃糖就可以解決這個問題。因此，我常告訴患者**在癌症治療期間的營養攝取要比平常多 20% 熱量，才足以克服癌細胞及治療本身的能量消耗問題**。

生酮飲食可以治療癌症？

這幾年來生酮飲食非常熱門，喜歡生酮飲食的人把它捧上了天，不相信的人認為生酮飲食不好，會造成很多的問題。但到底生酮飲食是什麼呢？能不能治療癌症呢？

我們人體所需能量來源的三大營養素：碳水化合物（醣類）、脂肪與蛋白質，其占比分別是醣類 55％，脂肪 30％，蛋白質 15％。生酮飲食就是：大幅降低醣類占比，由 55％降到 10％以下；蛋白質占例則維持 15% 不變，剩下的熱量就靠脂肪來填補，占比由 30% 上升到 70％以上；對以米食或麵食為主食的亞洲人來說，10％以下的醣類其實是相當低的比例。

簡單來說，生酮飲食是一種高脂肪、適量蛋白質和低醣類的飲食方式，它的原理是：不以醣類作為主要熱量來源，而是透過燃燒體脂肪來提供身體所需熱量。這種飲食方式有點類似人在飢餓狀態時，會利用燃燒身體脂肪產生熱量。然而，在脂肪燃燒過程中會產生「酮體」代謝物，當累積過多酮體，血液呈現過酸現象，稱為「酮酸血症」，這是高風險的併發症，嚴重可能導致昏迷甚至死亡。臨床上，酮酸血症常見於糖尿病患者因血糖控制不當、感染、生活壓力所致。

生酮飲食並不是新發明，早在醫界面對一些特殊病情的兒童癲癇案例，會透過生酮飲食來改善癲癇發作；現在則有人透過生酮飲食來減重及控制糖尿病。我個人建議在執行生酮飲食的過程中，要嚴格監控血液酮體及血糖數值，避免酮酸中毒發生。

到底生酮飲食可不可以治療癌症呢？我的看法是：很難！我最近碰到一個印象很深刻的案例，病人原本罹患下咽癌第二期到第三期之間。經過耳鼻喉科醫師評估，建議病患進行全喉切除手術，但病患及家屬考慮到要把整個喉嚨都拿掉，日後會無法正常說話，必須接受語言復健，包括：食道語、人工發聲器、氣管食道發聲瓣等方法。於是對於醫師所提的治療方式，感到非常恐慌害怕，驅使他們開始尋找其它的治療方法。

病患的孩子上網找資料時，看到有癌症患者號稱吃了生酮飲食而讓癌症痊癒，加上他父親本身也有糖尿病，於是建議爸爸進行生酮飲食療法，而沒有進行正規的癌症治療。

我在這邊要補充說明：在喉癌或下咽癌的病患中，已經有很多成功保留聲帶的案例，以同步放化療達到殺死癌細胞的器官保存療法，目前這種方法已經是標準治療方法之一。但因為我不是第一線的治療醫師，無法掌控到當時的狀況，也不能給予適當的醫療建議，所以不能評斷當時的狀況。

結果，病患自行進行生酮飲食療法兩個月後，發現他的聲音越來越沙啞，於是緊急回診。耳鼻喉科醫師檢查完後，發現下咽腫瘤越來越大，已侵犯到脊椎前的肌膜，確認無法開刀，於是把病患轉介到我這邊。在我幫他做全身檢查後，雖然病患採用生酮飲食治療癌症，其糖化血色素有下降，但卻發現腫瘤已轉移到肺部，病情在短短兩個月內由第二期進展到第四期。（下頁圖 1-3）

我看到這個案例覺得有點心疼，因為病患的孩子看起來都很孝順，他太太也很照顧這個病人。因為小孩子的好意，希望父親可以透過改變飲食而痊癒，卻沒想到這個疾病的進展那麼快。

後來，我們採取全身性化學藥物治療，搭配局部放射線治療。因為病患的原發腫瘤病灶在下咽喉，經過同步放化療之後，病患開始出現噁心、嘔吐、食欲不振等症狀，而且營養狀態也不是很好，體重在短短的兩個禮拜就減少了 3 公斤。

這時，我建議病人最好插鼻胃管，以獲得較好的熱量補充。經鼻胃管灌飲食之後，病患的營養補給有到位，體重一個禮拜就增加了 0.5 公斤（以每週體重增加 1 磅為目標），治療過程相當順利，癌症也得到良好控制，痊癒的機會也大增。（33 頁圖 1-4）

透過這個案例，我要明確告訴癌友的是：**生酮飲食並非目前癌症治療主流，其治癌作用機轉至今仍不明確，我不建議患者在接受癌症治療期間採行這種飲食方式**，他必須有足夠營養與體力才能戰勝病魔。

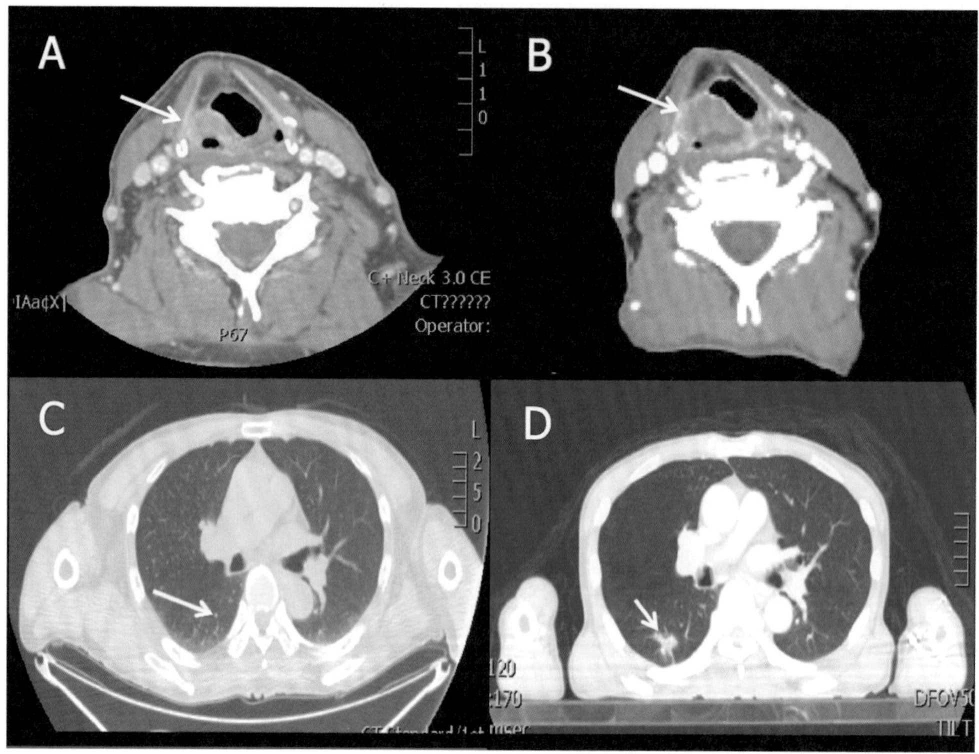

圖 1-3 下咽喉癌患者採生酮飲食療法前後之電腦斷層腫瘤變化情形。

A：2017/06/19 新診斷下咽癌第二期，（→）箭頭所示為下咽部位腫瘤。
B：2017/09/18 患者經生酮飲食療法後，下咽部位腫瘤變大，（→）箭頭所示，且癌細胞轉移肺部，病情惡化至第四期，才回診接受正規治療。
C：2017/06/19 新診斷下咽癌第二期，當時尚未發生肺臟轉移病灶，（→）箭頭所示。
D：2017/09/18 患者經採生酮飲食療法後 ，下咽癌併肺右下葉轉移，（→）箭頭所示，病情已惡化為第四期。

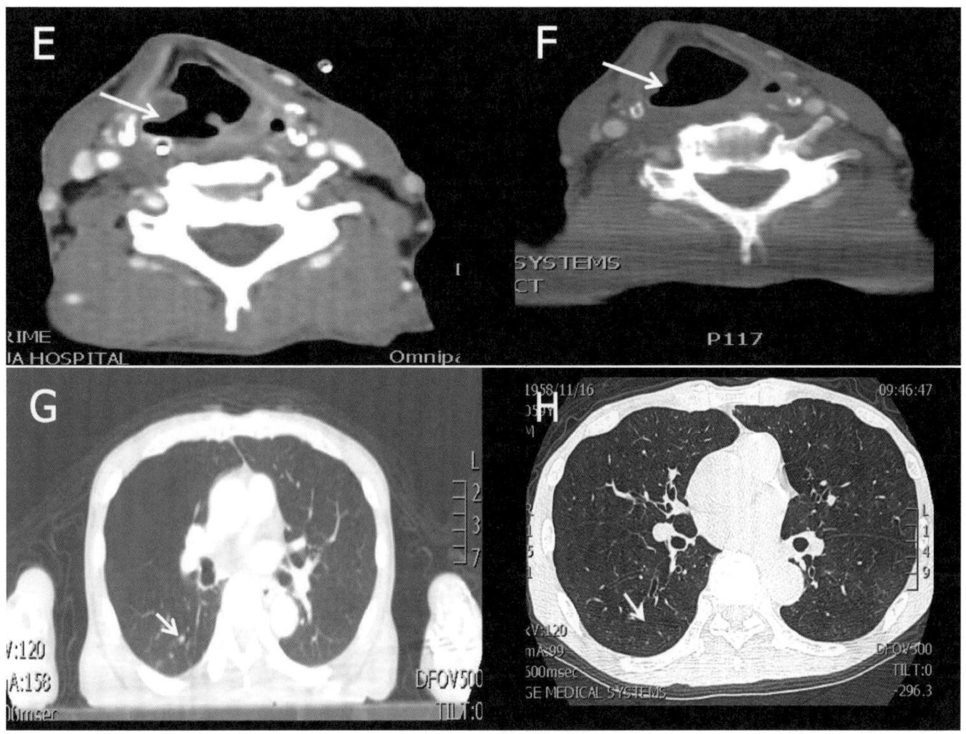

圖 1-4 該患者於生酮飲食療法失效後，改接受正規放、化療之電腦斷層腫瘤變化情形。

E：2017/11/07 經過第一階段的化學藥物合併放射線治療後，下咽癌腫瘤明顯縮小，（→）箭頭所示。

F：2017/12/21 完成放射線療程，下咽部腫瘤幾乎完全消失，（→）箭頭所示。

G：2017/11/07 經過第一階段的化學藥物合併放射線治療後，肺右下葉的腫瘤已明顯縮小，（→）箭頭所示。

H：患者完成下咽部放射療程後，仍繼續三次化學治療至 2018/03/14 結束。肺右下葉轉移，病灶完全緩解，（→）箭頭所示。

與癌症共存？別異想天開！

坊間有許多告訴癌友學習如何與癌細胞共存的報導，但站在我的臨床經驗與目前主流醫學的觀點來說，這種說法很危險！如果我們什麼治療都不做，癌細胞還是會自己成長、轉移，然後逐漸吞噬你的身體，你也許想要跟它共存，但它不會！

「我不想做腫瘤的病理切片，因為許多親朋好友告訴我，動刀後腫瘤會長得更快。」「聽說天天電療會很傷身，我可不可以做幾天休息幾天？」我常常會聽到病患這樣類似的問題，為什麼？

我解釋：腫瘤病理切片非常重要，而且它只是切一小塊的「肉」送去化驗，就能幫你做最正確的診斷，然後馬上替你把整個「病母」都拿乾淨；如果只做切片，沒做進一步的治療的話，腫瘤當然會長得更快。「電療」（放療）也是一樣，腫瘤開始照射後二十八天，癌細胞就會發生「加速生長」（accelerated repopulation），所以你必須要天天照射，在癌細胞「加速生長」未發生之前，就把它控制住；因此你不可以做幾天休幾天，電療也不是你所想像的那麼可怕，我會好好地幫助你。我常這樣的安慰和鼓勵我的病患！

圖 1-5 說明癌症經過開刀之後，腫瘤若沒有清乾淨，癌症再發的生長過程。我們可以看到在 A 點（原發腫瘤做部分切除）之後，癌細胞的數目從 10 億個（10^9）極速下降到 B 點（局部殘存微量腫瘤），約剩下 1 萬～ 10 萬個癌細胞（10^4 ～ 10^5）。因為沒有完全根除癌細胞，所以它們會暫時休息一段時間（稱為「休

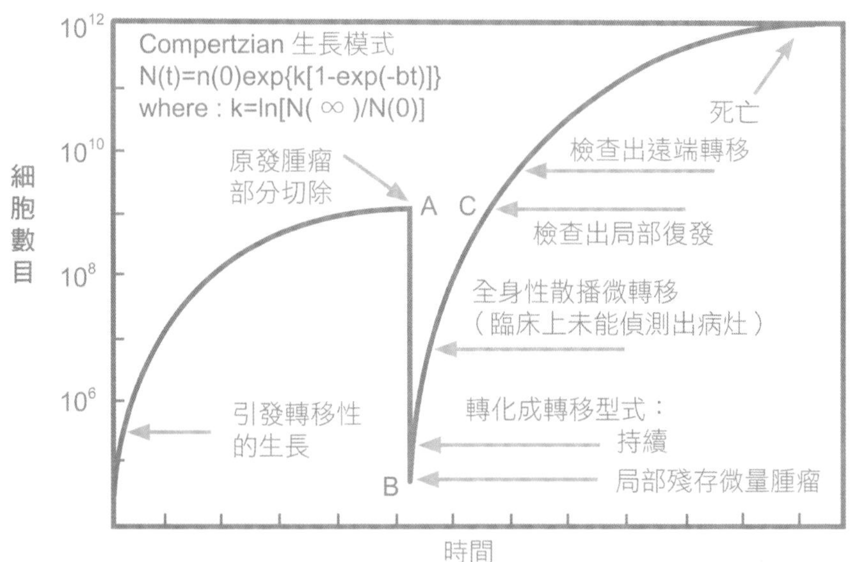

圖 1-5 Gompertizian 氏的癌細胞復發生長模式圖

眠」），然後開始大量增生。癌細胞只要再花之前三分之一不到的時間，就可以到達 C 點（臨床上可以檢查出局部復發），約 10 億個癌細胞的規模。這就是為什麼很多患者經過未根除性的手術後，反而會讓癌細胞快速擴散的原因。

圖 1-6 Withers 以臨床腫瘤案例的回顧性分析，發現癌細胞在放射線照射 28 天左右，會啟動「加速生長」機制，每天需再額外增加 0.6 葛雷劑量（臨床上每天 1.8 ～ 2.0 葛雷），才足以壓制腫瘤生長。兩條實線（—）係以臨床案例分別呈現兩種癌症的劑量曲線，虛線（---）係呈現實驗室癌細胞株分析的劑量曲線。**這圖說明了臨床放射線治療必須在一定的時間內完成全部療程，若延長放射治療總時間（例如原本 6 週療程拖到 10 週甚至更久），**

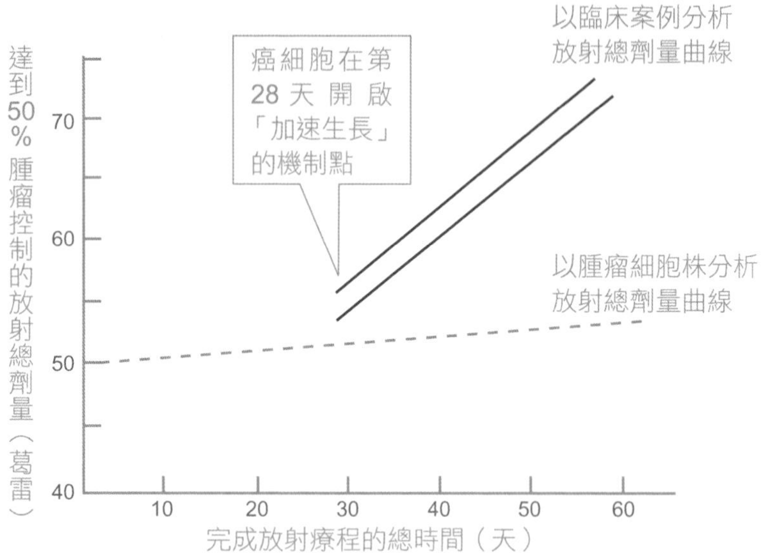

圖 1-6 Withers 氏的放療期間發生癌細胞加速生長圖

反而會讓癌細胞加速生長的原因。

臨床上，國內外的專家學者早就制定「癌症臨床治療準則」，有嚴謹的癌症診斷與治療流程，手術、化療與放療都需要互相搭配，整合性的治療才能夠真正消滅癌細胞！如果手術開不乾淨、化療與放療不徹底，當然會促進腫瘤加速生長，因為癌細胞沒有被殺光光！

除惡務盡，癌細胞一定要殺光！

為什麼沒有被殺光的癌細胞這麼可怕？因為少量殘存的癌幹細胞在休眠期間， 不易被檢查出來（10 億個細胞＝ 1 公分，臨床上才容易偵測出），這時候你以為已經治癒了，其實它是在休息，整軍待發。如果休眠期你沒有繼續把它殺死，它就會開始增生。圖 1-7 說明當我們進行治療時，若只把周圍的癌細胞殺光，剩下最核心的癌幹細胞，就容易再復發。所以，即便殺死了百分之九十七的癌細胞，仍殘存百分之三頑強的癌幹細胞，經過休眠期後，又開始爆發，導致治療失敗。

所以我會提出：我們不可能與癌細胞共存，而是要連癌幹細胞全部殺光光！

在《孫子兵法》中提到：「故兵聞拙速，未睹巧之久也。」意思是：有聽過戰技拙劣，卻因為作戰節奏明快而取得勝利的實例；但沒有聽過戰技優良，卻因作戰消耗過多時間，仍能夠取得勝利的局面。**治病如用兵，當病患面對癌症時，就像是一場戰爭，一定要快速地解決對方，不能讓癌細胞有任何苟延殘喘的機會，也就是「兵貴神速」：快、狠、準、穩，才是對病患最好的治療方式。**

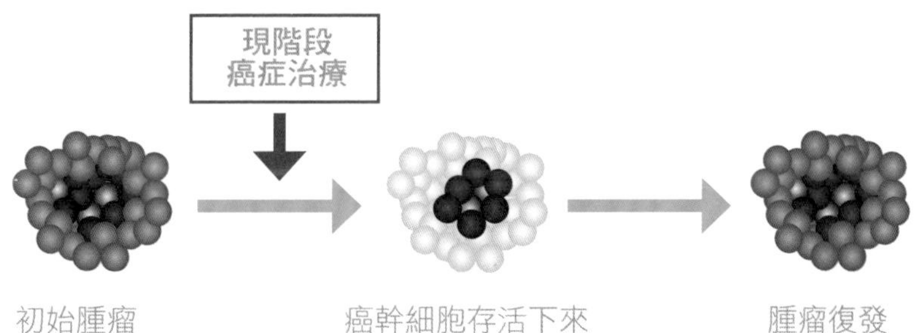

圖 1-7 殘存癌幹細胞是導致腫瘤復發的主因之一（藍色圓圈表示癌細胞，紅色及黃色圓圈表示癌幹細胞）

餓死癌細胞？這樣的想法完全錯誤！

我曾經聽過病人說，有朋友建議他不要吃太多，因為吃太多、太營養，反而會讓腫瘤長得更快。聽到這樣的說法感到非常訝異。其實，癌細胞長得好不好，跟你吃的東西沒有關係！不吃東西，餓死的反而是正常的細胞，而不是癌細胞！

在癌症基礎研究上，科學家已經發現：癌細胞會分泌一種血管內皮生長因子（VEGF, vascular endothelial growth factor），促使腫瘤血管增生。這個生長因子作用於血管內皮細胞上的 VEGF

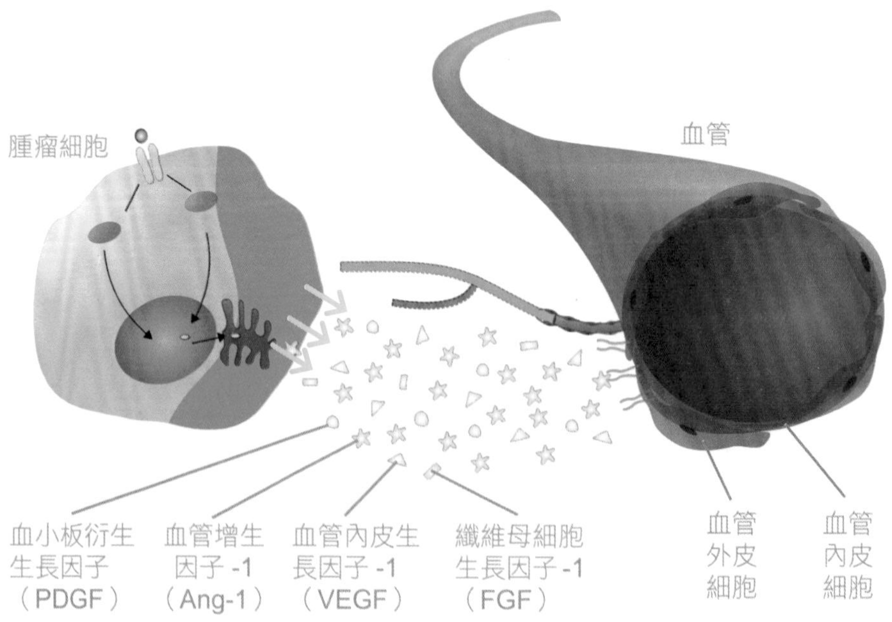

圖 1-8 癌細胞分泌許多物質促進血管新生，替它帶來源源不絕的營養。

接受體後，會進行一連串的生物反應，然後血管會開始往腫瘤的方向新生。

簡單來說，就是癌細胞可以召喚血管，特別是在癌細胞發生缺乏營養的情況下，就會大量分泌 VEGF，促使血管新生；這種感覺就像是癌細胞覺得營養不太夠，就直接把血管開到腫瘤所在的位置，替它們供給大量養分。因此，斷食可以治療癌症的說法是不對的！

癌症也是一種慢性消耗性疾病，所以我都會對正在進行治療的病人說：「營養要顧好！如果對抗癌症是一場作戰，營養就是你的軍糧！」如果沒有這樣做，病患就會更沒體力、更虛弱、更沒辦法度過癌症治療期。而我在臨床上的經驗也是這樣：吃得好、睡得飽的病人，治療過程都會比較順利，因為他們營養足夠，才有體力面對治療，才能有效地對抗癌症。

癌症末期，還需要治療嗎？

在臨床上，常常會發生病患被醫師宣布得到第四期，就會覺得自己沒有希望，於是就選擇不治療；尤其是我所服務的衛生福利部彰化醫院，地處南彰化地區，相對偏鄉且大眾運輸系統落後，年輕人多在外地工作，罹癌患者又多是七、八十歲老人，放棄治療的案例不少。但這樣做對嗎？還是說仍須接受治療？病患到底該怎麼選擇呢？

在回答之前，我想先說明癌症第四期≠癌症末期。不同部位的癌症分期當中，有些癌症第四期又細分為 4A、4B、甚至 4C。以頭頸部癌為例，4A、4B 的癌細胞都還侷限在頸部淋巴結，4C 已有遠端器官轉移了（才是真正的癌症末期）。4A、4B 都還有 40% ～ 50% 五年存活率，但 4C 就沒有。

另外，同樣都是癌症末期，不同癌症的五年存活率也落差很大。舉例來說，攝護腺癌第四期的國內外文獻報告，積極治療的五年存活率還有 30% ～ 60%，若是肺癌第四期，則五年存活率就會低到 5% 以下。

還有，依轉移器官的不同，處理的困難度與存活率也不同，例如：肝、肺屬內臟器官，骨頭、遠端淋巴結就不是。「無」內臟器官轉移會比「有」內臟器官轉移的患者存活率高。我的臨床經驗是：骨頭轉移比較好處理，預後也較佳，其次是腦部轉移。至於肺臟或肝臟轉移是最棘手、治療困難度也是最高；尤其是肝臟，若已出現黃疸、凝血功能異常，僅有數週的存活期。

所以，我的答案是：都是癌症第四期或是末期，「有治療」比「不治療」贏面大很多，當然還是要積極的治療啊！

「拖」才是癌症治療最大殺手

有些人會問：「拖是癌症治療最大的殺手嗎？」我認為這個答案是對的。癌症的形成過程中，通常沒有特別的徵兆，等到它開始影響身體的時候，往往已經中晚期了，這時候如果不好好進行治療，很容易會讓病情快速蔓延，到最後一發不可收拾。

在面對癌症病患的時候，我的習慣是：從病理切片診斷確認開始，就要在一個禮拜之內幫病患完成所有的檢查；這樣下週病患回診的時候，就可以跟病人確認癌症分期及如何進行治療，該開刀就先開刀、該化療就先化療、該放療就先放療、該合併治療就一起合併治療，絕對不要拖！

後來，我發現有時候病患拖延，其實是害怕治療不會好，於是開始問人、親友介紹找第二意見，甚至是問神，我可以了解因為這對他們來說是關乎生命的大事。但往往在這樣的躊躇猶豫之間，就錯失了最好的治療時間點，讓病患的存活率逐漸下降。

就算尋求第二意見，也要快！

有些病患會擔心：如果只是一個醫院診斷出癌症，會不會有可能誤診？所以有些人會尋求第二意見，希望能聽聽不同醫院、不同醫師的解讀。我認為病患有這樣的想法並沒有錯，但會建議病患就算要尋求第二意見，速度也要快。因為畢竟罹患癌症之後，病患的生命就是跟癌細胞成長的時間在賽跑。

2007 年我來到衛生署彰化醫院服務，當時被診斷出癌症的病患，大部分還是選擇到其他更大醫院諮詢第二意見或治療，十個病患當中，大概只有二到三個人留在彰化醫院進行治療。但是，隨著彰化醫院的進步，加上大部分病患都會知道，癌症治療最好選擇最近的醫院，現在大概有六成會留在本院進行治療，剩下四成的病患都是在外地工作的子女將長輩帶到身邊就近照顧與治療。但不管是什麼樣的狀況，我都會苦口婆心地告訴病患，一定要盡快治療！

宗教可以撫慰人心，但也要快速接受治療

在三十多年的行醫過程中，尤其在鄉下地區，我發現民間信仰非常重要。

宗教力量對病患來說有一定的影響力，如果想要讓病患願意治療，就要先接納病患的宗教信仰。我會對病患說「可以去問事」，但也不忘叮嚀病患「別錯過黃金治療期」。透過這樣的溝通方式，病患反而更加願意回來治療！

之前在沙鹿光田醫院服務，當病人三心兩意的時候，都會試圖尋求宗教的力量，這時我就會跟病患說：「沒關係啦！你就去請示媽祖指點，拜拜完也要快點回來治療。」有些病人真的會去拜拜求籤，「媽祖說我的貴人方在那一邊……」，然後他就再回來安心接受治療。在衛生福利部彰化醫院服務的時侯也是一樣，很多病患都會對我說，他們要去問神明，像是濟公、媽祖、玄天上帝等。我就說：「沒關係啊！你可以去問，但是癌症不能拖，心頭拿定主意後，越早治療越好。」而大部分的病患其實都會回來治療！

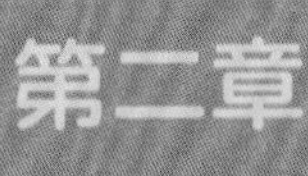

癌症治療，你必須知道的關鍵報告

許多癌友知道自己罹患癌症後，尤其是當醫師告訴自己是第三期、第四期時，更會以為自己沒救了，陷入恐慌當中，但其實癌症的診治是非常複雜，並不是單靠轉移與否來決定治療的成效。

一般來說，治療成效還需配合其他因素綜合判斷，包括：

一、癌細胞轉移部位，例如腦、肺、肝、骨、淋巴結等。

二、癌細胞組織病理分類，例如鱗狀上皮癌、腺癌、生殖細胞瘤、神經膠質瘤、肉瘤癌、淋巴癌及白血病等。

三、癌細胞分化程度，例如分化良好、中等分化、分化不良、未分化等，都是決定治療成效的因素，而非單用期數來判定。

所以，我必須先說明一些癌症治療的用詞與數據。為什麼需要知道這些呢？因為這數十年來，關於癌症的治療與研究越來越精細，癌友可以透過許多的數據跟報告，清楚知道自己的狀況。當病患越清楚治療的狀況，就不容易害怕，也就有更多勇氣面對癌症治療！

端粒酶，不死癌細胞的密碼

從出生、成長到死亡是生物界的循環，目的就是維持生物圈的平衡；同樣地，人類的細胞也遵循這樣的自然定律，如果細胞不依照這樣的模式進行，我們就稱為「癌細胞」。癌細胞最重要的特性就是永生不死，這大大違反自然界的生物現象。

歷史上最知名的海拉細胞（HeLa Cell）就是最好的例子，海拉細胞是從 31 歲子宮頸癌患者分離出來的細胞株，是醫學史上最早經由人工培養而「長生不死」的細胞。60 年來，這個細胞株一直被各實驗室使用，據說繁衍出來的總重量相當於 100 座紐約帝國大廈。雖然當初的病患很快就走了，但 60 年過去了，海拉細胞仍是癌症實驗室中，不可或缺的細胞株。

或許有人會問：那為什麼癌細胞可以永生不死？癌細胞永生不死的祕密，就在「端粒」（telomere）。一般來說，人類染色體末端有一個約 5000 個核苷酸長度的端粒，每經過一次細胞分裂，端粒就會被用掉一次。在正常細胞當中，端粒是有限的，就像原料一樣會越用越少；當端粒剩下 100 個核苷酸的時候，就無法再複製增殖，細胞就進入衰老。但癌細胞不一樣，它的「端粒酶」（telomerase）的活性特別旺盛，會一直複製端粒中的核苷酸，不會讓端粒變短；也就是說，一般細胞的端粒會因耗損而減少，但癌細胞在複製時會一直加進去核苷酸，進而達到永生不死。

也因為這個發現，目前美國許多大藥廠已經著手研究如何抑制癌細胞端粒酶的活性，以達到有效殺死癌細胞。雖然目前還在研究階段，但我們期許未來幾年，就會有相關藥物問世。

圖 2-1 是正常細胞跟癌細胞在培養皿中的生長狀況。我們可以看到左邊是正常細胞，它的生長就是一層而已，一旦長滿之後，就不會再繼續生長；右邊是癌症細胞，它跟正常細胞不一樣，如果底層細胞長滿之後，就會再往上長，逐漸堆疊起來，形成一個立體的結構。也就是說：正常細胞間接觸時會抑制生長，但癌細

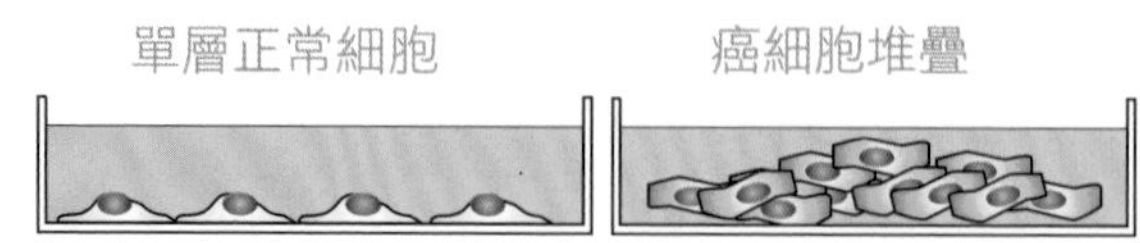

圖 2-1 正常細胞與癌細胞在培養皿中的示意圖。

胞間就不會，反而會越長越多越快，就像違章建築一樣，只要有地方就會四處蓋。

癌細胞，高明的「偽裝者」

事實上，每一個人的身體裡都有「癌症基因」（oncogene），它跟著我們正常細胞複製而複製，這是人體正常運作的方式。相反地，人的身體當中也存在著功能相反的「抑癌基因」（suppressor gene），它可以抑制正常細胞變成癌細胞。癌症基因跟抑癌基因就像太極陰陽一樣，看怎麼樣達到平衡，讓身體得以成長並修復細胞。但如果碰到癌症基因被活化，就會像潘朵拉的盒子被打開，這樣的平衡會開始發生變化；萬一抑癌基因也發生突變，那麼就會失去抑制癌細胞的功能。一旦這兩個基因都改變，就會造成癌細胞大量出現。

但這時一定會變成癌症嗎？不一定！我們體內還有一個「免疫監視系統」（immune surveillance），當正常細胞被癌化、變壞時，免疫細胞就會去監視把它抓起來。但有些癌細胞也很聰明，懂得金蟬脫殼術，偽裝成正常細胞，躲過免疫細胞的攻擊，就這樣存活下來變成癌症了！還有，癌細胞的復發或轉移，也與患者的免疫監視功能出現「破口」有關，我將在第三章再做說明。

癌化三部曲與癌症防治

一個小弟到成為角頭老大，需要經過好多年的「成長」。同樣地，一個正常細胞變成癌細胞也需要經過多年的「癌化三步驟」。

第一步驟「啟始」（initiation）階段：這段時間正常細胞不斷接受一些外來致癌物的攻擊，而發生質的變化，例如：放射線致癌物、化學致癌物、B 肝病毒、PM2.5 等。

第二步驟「增長」（promotion）階段：許多飽和脂肪酸（常溫底下為固體型態的油，例如：奶油、豬油、牛油等）以及糖精等物質的催化，讓細胞得以增長。

第三步驟「進行」（progression）階段：這時候荷爾蒙（例如：雌激素）以及生長因子（例如：表皮生長因子）的刺激，會促使細胞開始發展形成癌細胞。

從「啟始細胞」到成為「癌細胞」，這段時間大概是二十到三十年，所以癌化三部曲是一段相當漫長的過程。而癌症預防的目的，就是延緩或逆轉癌化的進程。過去我們總是談如何治療癌症，但其實更重要的是把眼光放遠到還沒有發生病變之前，就做好預防措施，這是所謂的「上工治未病」。

以 B 肝來講，過去我們發現 B 肝帶原者很容易演變成肝硬化，最後發展成肝癌。政府推廣 B 型肝炎疫苗施打多年，以及抗 B 肝病毒藥物的使用，讓肝癌病患大幅減少。最近健保署又開放抗 C 肝病毒用藥，預估可降低 C 肝走向肝癌的發生率。

解開癌症治療成敗的謎團

評估癌症治療的成敗，需要許多方面指標做綜合判斷，而不能單靠某一因素來決定。「癌症分期」是大家所熟悉也是最重要的影響因素之一，所以當病人被診斷為癌症時，首先要確定是第幾期，癌症期數是替患者選擇治療方式、預測療效、評估存活率的參考。此外，還有許多很重要的影響因素，我也會一一介紹。

臨床上常用的癌症分期系統

常用的癌症分期系統可以分為：TNM、BCLC 和 FIGO 等三大系統。我常聽到癌友在描述他的病情時，說他是癌症第四期，我就會再問他當初罹癌診斷是第幾期。

這裡，我要特別強調：**癌症期數是不能隨意更動的，就如同我們的身分證號碼一樣，生下來就確定了**，不會因為結婚生子而改變。癌症第幾期是當患者在病理確診、檢查及開始治療前所做的判定。舉例來說，有某位患者當初的癌症分期判定為第一期，經過半年後他才決定治療，治療前再一次檢查，發現病情惡化，最新的癌症期數則上升至第三期（即治療前癌症分期）。若該患者治療後五年，出現骨頭轉移病灶，他的癌症期數不是第四期，仍維持第三期但要加註骨頭轉移，即「癌症第三期合併骨頭轉移」，這是為了統計癌症存活率的準確性。

TNM 分期系統

絕大部分的實體瘤都是採用 TNM 系統。「T」是指 Tumor（腫瘤），也就是指腫瘤的大小、侵犯的深度。「N」是指 Node（淋巴結），代表癌細胞感染附近局部淋巴結的大小與數目，「M」是指 Metastasis（轉移），代表著遠端器官轉移。確定 TNM 分期後，就可以決定患者的癌症期數了。某些癌症 TNM 分期還會外加一些指標，例如：軟組織肉瘤癌外加組織學分級，攝護腺癌外加 PSA 腫瘤指數，精原細胞瘤外加 LDH、hCG、AFP 腫瘤指數等。以軟組織肉瘤癌 TNM 分期系統為例，見表 2-1。

BCLC 分期系統

BCLC（Barcelona Clinic Liver Cancer）巴塞隆納肝癌臨床分期系統僅適用於肝癌，腫瘤科、肝膽腸胃科醫師喜歡用 BCLC 系統，但還是有些外科醫師會用 TNM 系統。BCLC 系統是把 TNM 系統、肝功能狀態、體能狀態等三個因素都列入綜合評估，見表 2-2。

- 腫瘤狀態(tumor status):包括腫瘤大小、數量、是否血管侵犯、是否淋巴侵犯、是否肝外轉移等因子
- 肝功能狀態(liver function status):透過 Child-Pugh 分級計分制來評估,這是臨床上用來評估肝硬化程度的量表,透過這個評估表可以了解病患目前的肝功能狀況。
- 患者體能狀態(performance status):可以分為無症狀、有症狀但對生活無影響、躺在床上的時間小於 50%、躺在床上的時間大於 50%,以及長期完全臥床病患。

FIGO 分期系統

FIGO(International Federation of Gynecology and Obstetrics)是國際婦產科聯盟所訂出來的一套分期系統,適用於婦科腫瘤。,在台灣大部分的腫瘤科醫師用 TNM 系統,婦產科醫師還是喜歡用 FIGO 系統,所以在實務上使用 TNM 跟 FIGO 二者並陳。以子宮頸癌為例:FIGO 系統 2A 相當於 TNM 系統 T2a,見表 2-3。

表 2-1 軟組織肉瘤癌 TNM 分期系統

TNM 分期	軟組織肉瘤癌侵犯程度
T0	無原發腫瘤病灶。
T1	腫瘤 ≦ 2 公分。
T2	腫瘤 > 2 公分，≦ 5 公分。
T3	腫瘤 > 5 公分，≦ 10 公分。
T4	腫瘤 > 10 公分。
N0	無局部淋巴結轉移或未知淋巴結狀態。
N1	局部淋巴結轉移。
M0	無遠端轉移。
M1	遠端轉移。

<table>
<tr><th colspan="2">癌症期別</th><th>T</th><th>N</th><th>M</th><th>組織學分級 *</th></tr>
<tr><td rowspan="2">I 期</td><td>A</td><td>T1 或 T2 (腫瘤 ≦ 5 公分)</td><td>N0</td><td>M0</td><td>低度</td></tr>
<tr><td>B</td><td>T3 (腫瘤 ≦ 10 公分)</td><td>N0</td><td>M0</td><td>低度</td></tr>
<tr><td colspan="2" rowspan="3">II 期</td><td>T1 (腫瘤 ≦ 2 公分)</td><td>N0</td><td>M0</td><td>高度</td></tr>
<tr><td>T2 (腫瘤 > 2 公分，≦ 5 公分)</td><td>N0</td><td>M0</td><td>高度</td></tr>
<tr><td>T4 (腫瘤 > 10 公分)</td><td>N0</td><td>M0</td><td>低度</td></tr>
<tr><td rowspan="2">III 期</td><td>A</td><td>T3 (腫瘤 > 5 公分，≦ 10 公分)</td><td>N0</td><td>M0</td><td>高度</td></tr>
<tr><td>B</td><td>T4 (腫瘤 > 10 公分)</td><td>N0</td><td>M0</td><td>高度</td></tr>
<tr><td colspan="2" rowspan="2">IV 期</td><td>T1-4</td><td>N1</td><td>M0</td><td>任何</td></tr>
<tr><td>T1-4</td><td>N0-1</td><td>M1</td><td>任何</td></tr>
</table>

* 組織學分級係以顯微鏡觀察癌細胞有絲分裂的數目來計算。
1) 低度 ≦ 5 個有絲分裂數目（在 5 公釐平方面積或 50 個高倍視野），
2) 高度 > 5 個有絲分裂數目（在 5 公釐平方面積或 50 個高倍視野）。

表 2-2 巴塞隆納肝癌臨床分期系統（BCLC 分期系統）

期別		體能狀態	腫瘤大小及狀態	肝功能狀態
A 期：早期	A1	0	單顆 < 5 公分	無肝門靜脈壓高且總膽紅素正常
	A2	0	單顆 < 5 公分	肝門靜脈壓高但總膽紅素正常
	A3	0	單顆 < 5 公分	肝門靜脈壓高且總膽紅素上升
	A4	0	3 顆，每顆 < 3 公分	Child-Pugh A ~ B ＊
B 期：中期		0	大，多結節性	Child-Pugh A ~ B ＊
C 期：晚期		1~2	血管侵犯或肝外擴散	Child-Pugh A ~ B ＊
D 期：末期		3~4	任何	Child-Pugh C ＊

* Child-Pugh 氏分類法是將肝硬化的程度，分為 A, B, C 三個等級，C 級最嚴重。其評估項目包括：白蛋白、總膽紅素（黃疸指標）、凝血時間、腹水及肝昏迷等五項。

	1 分	2 分	3 分
白蛋白（g/dl）	> 3.5	2.8 ~ 3.5	< 2.8
總膽紅素 （mg/dl）	< 2	2 ~ 3	> 3
凝血時間（延長秒數）	1 ~ 2	3 ~ 5	> 6
腹水	無	輕度	中、重度
肝昏迷	無	輕度	中、重度

這五個項加起來，總分 5 ~ 6 分為 A 級，7~ 9 分為 B 級，10 分以上為 C 級。

表 2-3 子宮頸癌分期系統 TNM 與 FIGO 比較表

TNM 分期	FIGO 分期	子宮頸癌侵犯程度
T0		無原發腫瘤病灶。
T1	I	子宮頸癌侷限在子宮。
T1a	IA	侵襲性子宮頸癌僅顯微鏡診斷， 癌細胞浸潤基質深度 ≦ 5 公釐，橫寬 ≦ 7 公釐， 無血管或淋巴管侵犯。
T1a1	IA1	基質浸潤深度≦ 3 公釐，橫寬 ≦ 7 公釐。
T1a2	IA2	基質浸潤深度 3~5 公釐，橫寬 ≦ 7 公釐。
T1b	IB	臨床上肉眼可見病灶或顯微鏡檢病灶 > T1a/IA2。
T1b1	IB1	臨床上肉眼可見病灶最大面積 ≦ 4 公分。
T1b2	IB2	臨床上肉眼可見病灶最大面積 > 4 公分。
T2	II	子宮頸癌侵犯到子宮外面 但未達骨盆腔壁或陰道下 1/3。
T2a	IIA	腫瘤未侵犯子宮旁組織。
T2b	IIB	腫瘤侵犯到子宮旁組織。
T3	III	腫瘤侵襲已達骨盆腔壁和（或）陰道下 1/3 和（或） 造成阻塞性腎水腫或無失去功能。
T3a	IIIA	腫瘤已達陰道下 1/3。
T3b	IIIB	腫瘤已達骨盆腔壁和（或）造成阻塞性腎水腫或無 失去功能。
T4	IVA	腫瘤侵犯到膀胱或直腸黏膜 和（或）真骨盆腔。
N0		無局部淋巴結轉移。
N0 (i+)		顯微鏡鏡檢發現腫瘤細胞浸潤局部淋巴結， 侵犯深度 ≦ 0.2 公釐。
N1		局部淋巴結轉移。
M0		無遠端轉移。
M1	IVB	遠端轉移（包括腹膜或鎖骨上、縱膈腔、 遠端淋巴結或肺、肝、骨頭）。

癌症分期所代表的涵義

關於癌症，最常聽見的就是癌症的期數，一般來說，期數越高疾病越複雜、越不容易治療，也就代表死亡率會增加。當病理確診後，必須進一步檢查包括：CT 電腦斷層、腹部超音波、胸部 X 光、骨頭掃描甚至全身正子造影檢查，抽血檢測腫瘤指數等，以確立患者的癌症期數。**癌症分期所代表的目的有三：**

第一、依癌症治療準則，不同期別施予不同的治療方式。

第二、癌症治療前療效評估。

第三、癌症追蹤、分析及存活率統計。

也就是說，分期系統一方面作為醫師替病患治療的參考依據，例如：第一期只需要進行手術治療、第二期需要進行手術治療加上輔助性治療……等。但是，這樣的分期也會因為不同癌症而有所差異，有些癌症還會細分出第二期 A、B，第三期 A、B、C，第四期 A、B、C 等，這些細分也會影響治療方式與預後。

另一方面，患者及家屬往往會問醫師「有多少成功率？」醫師通常會依照患者的癌症期數之存活率來預估患者的成功率。另外，衛生福利部國民健康署每年公佈的國人癌症發生率、死亡率，也都是根據癌症期數做治療預後統計分析。

以「非小細胞肺癌」為例。在台灣，「非小細胞肺癌」占所有肺癌約 85%，主要有鱗狀上皮細胞肺癌、肺腺癌及大細胞肺癌等三種。依照腫瘤大小、侵犯部位和轉移情形，可以分為第一期 A、B、第二期 A、B、第三期 A、B 與第四期 M1a、M1b 等。主要的狀況描述如表 2-4。

表 2-4 非小細胞肺癌的癌症分期

期別		狀況描述
第一期	A	腫瘤 ≤ 3 公分，有臟層肋膜包覆，病灶不在主支氣管內。
	B	腫瘤 3 ～ 5 公分。
第二期	A	腫瘤 5 ～ 7 公分；或腫瘤 ≤ 5 公分合併同側支氣管旁或肺門淋巴結侵犯。
	B	腫瘤 5 ～ 7 公分合併同側支氣管旁或肺門淋巴結侵犯；或腫瘤 > 7 公分；或任何大小腫瘤且直接侵犯胸壁、橫隔膜、心包膜、氣管分岔 2 公分內、阻塞性肺炎等。
第三期	A	腫瘤 ≤ 7 公分合併同側縱膈腔淋巴結；或腫瘤 > 7 公分；或腫瘤直接侵犯胸壁、橫隔膜、心包膜、氣管分岔 2 公分內、阻塞性肺炎；或腫瘤直接侵犯縱膈腔、心臟、大血管、氣管、喉迴返神經（聲音沙啞）、食道、脊椎；或同側但不同葉的肺部病灶。
	B	對側的淋巴結轉移、同側或對側的鎖骨上淋巴結轉移。
第四期	M1a	對側的肺部轉移；或惡性胸膜積水；或惡性心包膜積水。
	M1b	遠端轉移：肝、腦、骨頭或骨髓等器官。

透過這個表格，可以清楚地看到不同期別有不同的侵犯部位跟轉移部位，這時治療方式會因狀況不同而有所差異。我們可以看到表 2-5，在第三 A 期的時候，若手術切除不乾淨者，於術後應追加輔助性放療及化療，但到了第三 B 期，就不用手術，直接進行同步放化療了。

表 2-5 非小細胞肺癌的期數與治療方式

<table>
<tr><th colspan="2">非小細胞肺癌</th><th>治療方式（本表僅供參考之用，治療方式仍應由您的醫師決定）</th></tr>
<tr><td rowspan="2">第一期</td><td>A</td><td>以手術切除為主，不適合手術的內科疾病者，可考慮放療；若手術邊緣不乾淨者，應加上輔助性放療。</td></tr>
<tr><td>B</td><td rowspan="4">以手術切除為主，不適合手術的內科疾病者，可考慮放療＋化療；若手術邊緣不乾淨者，應加上輔助性放療＋化療。</td></tr>
<tr><td rowspan="2">第二期</td><td>A</td></tr>
<tr><td>B</td></tr>
<tr><td rowspan="2">第三期</td><td>A</td></tr>
<tr><td>B</td><td>同步放化療。</td></tr>
<tr><td rowspan="2">第四期</td><td>M1a</td><td>化療／免疫治療 ± 局部治療
（肋膜粘黏術、心包開窗引流）。</td></tr>
<tr><td>M1b</td><td>化療／免疫治療 ± 姑息性放療（腦部、骨頭）。</td></tr>
</table>

顯微鏡下存在的危險因子也會影響治療結果！

我常跟病人舉例：如果有一個乳癌患者是第一期，病理報告是細胞分化程度不良又是三陰性（三陰性是指動情激素接受體、黃體激素接受體、人類表皮因子接受體（HER-2/neu）皆為陰性）；另外一個患者是乳癌第二期，但病理報告是細胞分化程度良好且無任何危險因子存在。你認為哪一個治療效果比較好？

就癌症期數來看，應該是第二期的預後比較不好，其實不盡然。上述二例，反導是乳癌第一期患者預後較差，因為她的癌組織在顯微鏡下發現許多的危險因子。**病理的危險因子在評估癌症療效上扮演非常重要的角色，尤其是對一、二期的癌症而言。**

所以，我習慣會仔細閱讀病理報告中的詳細內容，例如：癌細胞侵犯到組織的哪一層、癌細胞的分化程度、淋巴或血管是否被侵犯，這些都跟病人在預後都有很大的關係。病理報告當中通常都會描述到以下的危險因子，分別是：

- 侵犯程度
- 分化程度
- Ki-67
- LVI / PNI
- ER / PR
- HER-2 / neu
- EGFR / ALK
- EGFR / K-ras
- 戒指細胞
- 亮細胞

癌細胞「侵犯程度」因子

侵犯程度就是指癌細胞突破不同組織的狀況，如果癌細胞並沒有侵犯別的組織，只是自己不斷成長，那麼侵犯程度就較小；如果癌細胞突破了其他組織，開始不斷擴張的時候，侵犯程度就高。簡單來說，侵犯程度就是癌細胞擴張地盤的速度。

以大腸腸壁來說，最裡面是黏膜層，第二層叫黏膜下層，再過來是肌肉層，再往外就是漿膜層。剛開始癌細胞是從黏膜層發展出來的，然後逐步向外侵犯到黏膜下層、肌肉層及漿膜層。當癌細胞侵犯的程度越高，癌症期數就越高，預後也會比較差。

癌細胞「分化程度」因子

分化（differentiation）在病理學上，一般是指癌組織在顯微鏡下看到的樣子，跟正常組織或細胞排列的樣子像不像？越像正常者稱為分化良好，越不像者則稱分化不良。可想而知，癌細胞若跟正常組織或細胞長得越像（分化良好），表示癌組織還殘留有正常組織的特性，因此惡性度理論上會比較低。

病理報告的描述中，癌症的分化程度，通常會分為三個等級，亦即分化程度良好（well differentiated）、分化程度中等（moderately differentiated）、分化程度不良（poorly differentiated），例如：常見的口腔癌、大腸癌等。另外，對不同之癌症，專家們所訂立的分化程度描述，也會有些許差異，有些癌症會用比較簡單的二分法，即分化程度良好、不良（well、poorly），也有些會用到四個等級，即分化程度良好、中等、不良、未分化（well、moderately、poorly、anaplastic）等。例如：鼻咽癌係鱗狀上皮細胞癌，若屬分化不良或未分化者，二年內發生局部復發或遠端轉移機會高達 90%。

也有某些癌症是用分級（grade）來描述分化程度，在教科書或病理報告上看不到用「分化」的敘述字眼。例如：乳癌有分 grade 1、grade 2、grade 3（可對應到 well、moderately、poorly differentiation），膀胱癌分 low grade、high grade（可對應到 well、poorly differentiation），攝護腺癌甚至分為 grade 1 到 5。見圖 2-2。

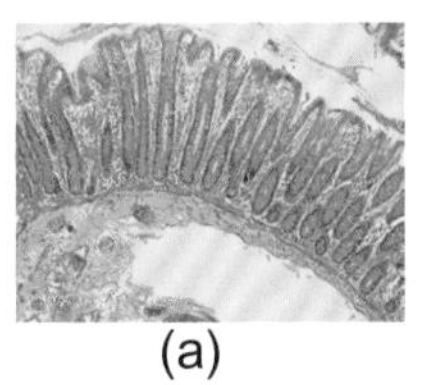
(a)
正常大腸黏膜，腸腺上皮會形成像試管一樣，一條一條的隱窩（crypt）。

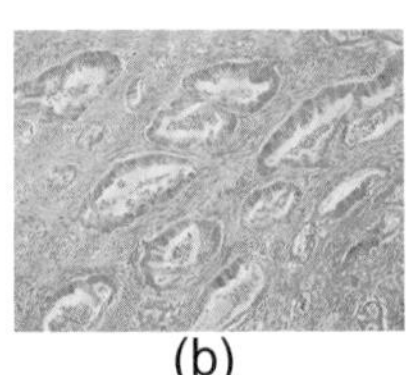
(b)
分化良好的大腸癌，跟正常大腸腺上皮較類似，形成一個一個輪廓分明的腺體。

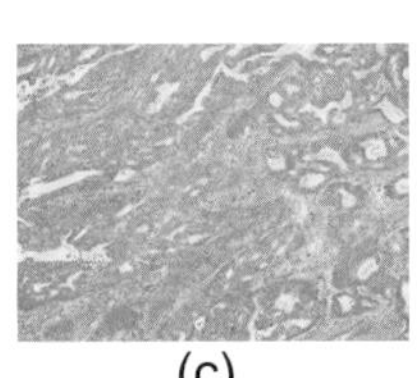
(c)
分化中等的大腸癌，腺體開始互相緊靠、融合，實心構造變得較多。

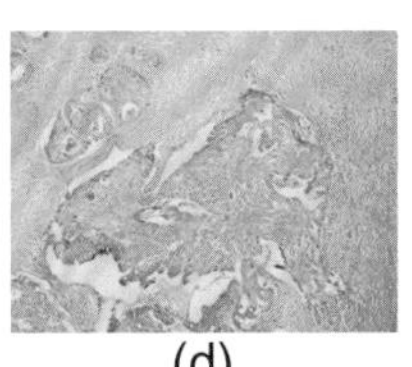
(d)
分化不良的大腸癌，癌細胞形成明顯實心構造，只殘留一點類似腺體管腔的開洞。

圖 2-2A 顯微鏡觀察大腸黏膜腺體細胞排列的情形（細胞分化程度）。

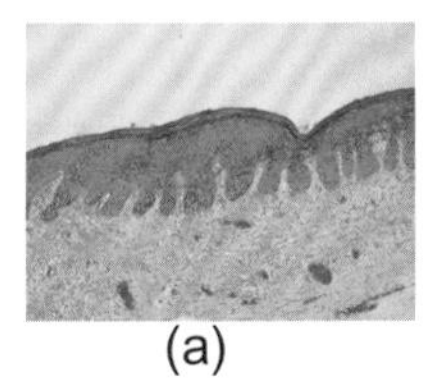
(a)
正常口腔黏膜，為鱗狀上皮，由底層到表層細胞分化有層次，越來越成熟，細胞也越大，最表面有些許角化。

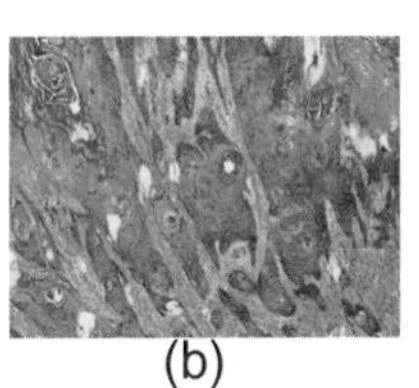
(b)
分化良好的口腔癌，跟正常鱗狀上皮較類似，分化有層次感，角化明顯。

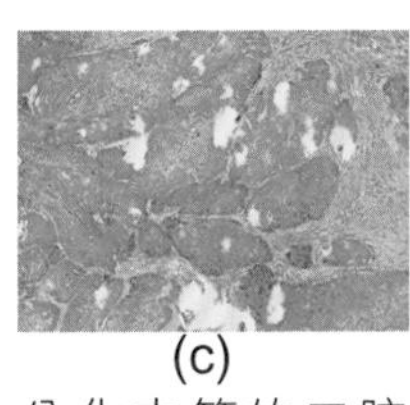
(c)
分化中等的口腔癌，細胞分化沒有層次感，也沒有明顯角化。

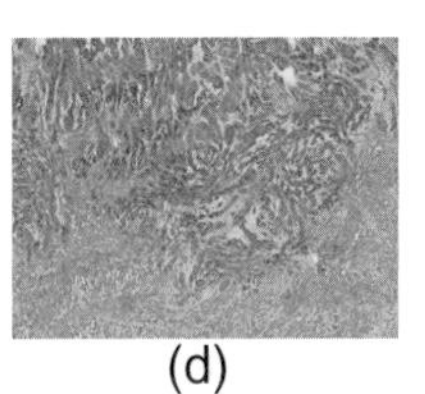
(d)
分化不良的口腔癌，癌細胞形成的結構開始混亂，變成很小的細胞叢集，沒有上皮樣的團塊，也沒有角化。

圖 2-2B 顯微鏡觀察口腔黏膜上皮細胞排列的情形（細胞分化程度）。

（組織病理的顯微鏡照片及說明，由衛生福利部彰化醫院病理科楊淳帆主任提供）

「Ki-67」癌細胞增生因子

Ki-67 是什麼呢？它是一種人類的基因 MKI67 所編碼的蛋白質，與細胞增生有密切關聯，我們用免疫化學染色法來染 Ki-67 蛋白。臨床上用它來分析癌細胞增生的速率狀態，也就是癌細胞增生的能力好不好。如果癌細胞的增生能力很強，那就代表它有很強的生命力，預後相對就不好。

一般來說，Ki-67 指標是用百分比來表示，百分比越高，表示癌細胞的增殖能力越強，預後通常不太好。也就是說，手術後需更積極的治療。Ki-67 的分界值（cut-off value）依不同的癌症略有差異，例如：肺腺癌為 25%，乳癌 20%，大腸直腸癌 25%，膀胱癌 20%，攝護腺癌 7.1%。

「LVI / PNI」淋巴血管 / 神經周圍侵犯因子

在病理報告中有兩種指標分別是：LVI（lymphovascular invasion，淋巴血管侵犯）或 PNI（perineural invasion，神經周圍侵犯），是指在顯微鏡下看到淋巴血管內或神經纖維的周圍有無癌細胞浸潤，這是癌細胞擴散的一個途徑。在病理報告中，這個指標只有區分「有」還是「沒有」。「有」就是相對比較不好，「沒有」就相對比較好。有許多癌症像頭頸部癌、肺癌、大腸直腸癌及子宮頸癌等，將 LVI / PNI 列為復發的高危險因子之一，因此手術後需進一步做輔助性的放療或化療。

「ER / PR」荷爾蒙受體因子

動情激素（或稱為雌激素）對正常乳腺細胞或乳癌細胞的增生作用，扮演著重要角色。女性荷爾蒙具有雙相效應（dual effects），對正常乳腺細胞，使發育中女性乳房更加豐滿，但是對乳癌細胞反而加速腫瘤生長。我們常常在乳癌患者的病理報告，看到 ER（estrogen receptor，動情激素受體）及 PR（progesterone receptor，黃體激素受體）等指標。目前約有 40% ～ 50% 的病人在檢測荷爾蒙受體會呈現陽性反應，且荷爾蒙受體含量越多，治療效果越好，預後也較佳。這類病人應使用荷爾蒙拮抗劑來進行治療，療程為 5 ～ 10 年。除了乳癌細胞有荷爾蒙受體的表現外，其他像卵巢癌、子宮內膜癌、胃癌等，也會出現荷爾蒙受體陽性反應。

「HER-2/neu」乳癌基因因子

人類表皮生長因子受體（HER-2/neu）是一種癌基因 ERBB2 所編碼出來的蛋白質，也是民眾所認知的乳癌基因，它也是影響乳癌治療結果的危險因子之一。此受體過度表現會加速乳癌細胞的分裂、轉移、造成抗藥性，導致治療失敗。因此，乳癌患者的病理檢測人類表皮生長因子受體，已經是標準作業程序，也可以作為治療及預後的參考指標。目前約有 20% 的病人在檢測此受體會呈現陽性反應，這類病人可使用標靶藥物（Herceptin、Lapatinip）進行治療，此外化療藥物也需選擇用更強勢的藥物來治療。

「EGFR / ALK」肺癌基因因子

表皮生長因子受體（EGFR）是一種癌基因 ERBB1 所編碼出來的蛋白質，跟前面講過的 HER-2/neu 是同一個家族。同樣地，若此受體過量表現使肺癌細胞大量生長、細胞移行、細胞轉移、抑制細胞凋亡、促使新生血管等作用。在肺癌患者的病理報告常看到 EGFR 指標，若 EGFR 檢測為「突變型」（陽性反應），可選擇標靶藥物治療；反之，若EGFR為「原生型」（陰性反應）者，可以再檢測 ALK（anaplastic lymphoma kinase，分化不良淋巴瘤激酶），若仍為「突變型」（陽性反應）還可以用標靶藥物治療。見表 2-6。

「EGFR/K-ras」大腸直腸癌基因因子

基因突變在不同癌症會引起不同的藥物反應，例如上述肺癌 EGFR「突變型」的患者，對標靶藥物有比較好的療效。相反地，在大腸直腸癌患者，倒是EGFR「原生型」比較有療效，「突變型」沒有療效，即使標靶合併化療與單獨化療比較也無太大的差別。但是在 2006 年發現大腸直腸癌患者的 K-ras 基因有無突變，對標靶治療成果有非常大的相關性。因此，臨床上看到大腸直腸癌患者的病理報告為「原生型」EGFR，我們會再加做 K-ras 基因檢測，

表 2-6 肺癌與大腸直腸癌的癌基因表現型與選擇標靶藥物的相關性

肺癌組織病理報告
EGFR 基因突變型 → 標靶治療
（陽性反應）
EGFR 基因原生型 → ALK 基因突變型 → 標靶治療
（陰性反應）
（陽性反應）
大腸直腸癌組織病理報告
EGFR 基因突變型 → 無
EGFR 基因原生型 → K-ras 基因原生型 → 標靶治療

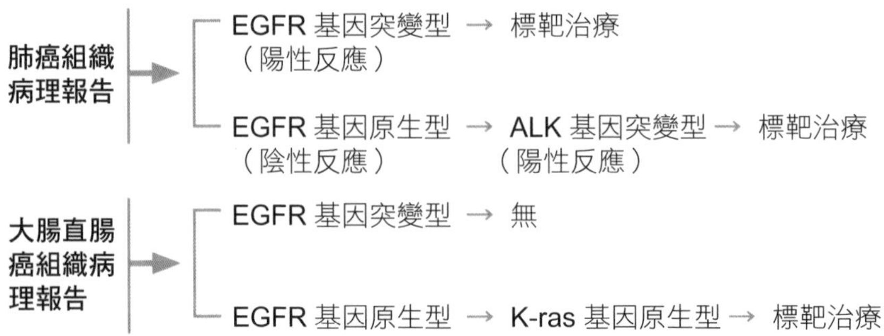

若仍為「原生型」，才會建議使用標靶藥物治療。見表 2-6。

戒指細胞，惡性度高的癌細胞！

在病理報告中還有很多指標，有一種「戒指細胞（signet ring cell）」，它是腺癌細胞的亞型，這種細胞會分泌一種黏液，把細胞核給擠到一邊去，所以在顯微鏡下看起來就像是戒指一樣，我們就稱它為戒指細胞。這種細胞源自腺體組織，像消化道及乳腺等器官，是高度惡性化的腺癌細胞。在胃癌、大腸直腸癌、胰臟癌及乳癌等出現戒指細胞，其預後都不好，因此手術後需積極進一步做輔助性的化療，以降低復發或轉移的風險。

亮細胞，惡性度高的癌細胞！

還有一種叫做「亮細胞（clear cell）」，也是腺癌細胞的亞型，這種細胞因為分泌肝糖的關係，所以在顯微鏡鏡下細胞看起來很透明、很亮，所以有人又稱它為「透明細胞」。這類型的亮細胞癌比較少見，可出現在乳癌、卵巢癌、子宮內膜癌、腎細胞癌等，惡性度高且預後差。臨床上我碰到一些亮細胞乳癌案例，很惡性且容易轉移，因此需要更積極的治療，應選擇較強的化學藥物或標靶藥物。

透過上述這些關鍵數據說明，我們知道**評估癌症的療效與預後，需要許多指標包括：癌症期數、病理危險因子、病人體能狀態及器官功能等，來做綜合判斷。**

「存活率」也有秘密？

常有病人問我：「賴醫師，我會不會好？」我說：「機會很高。」癌症不像其他疾病，比如盲腸炎，開刀後可以一勞永逸，不再復發；皮膚潰爛，打針吃藥就完好如初。醫學界普遍認為「癌症治癒率」，是指患者身上已沒有癌症（無癌）超過了五年。

「癌症存活率」顧名思義是指癌症患者經過治療後，一段時間存活下來的比率，我們常聽到某些癌症的「二年存活率」「五年存活率」，甚至「十年存活率」有多少，這又代表什麼特別涵義？如果某一個癌症以「十年存活率」計算，是代表這個疾病的困難度較低、預後好、存活率高，例如：甲狀腺癌。相反地，若以「二年存活率」計算，則疾病的困難度較高、存活率也低，例如：惡性黑惡素瘤。然而，大部分的癌症多以「五年存活率」為基準來計算。

以非小細胞肺癌為例，其五年的存活率分別如下表 2-7。

表 2-7 非小細胞肺癌的期數與五年存活率

非小細胞肺癌	五年存活率
第一期	≧ 60%
第二期	30 ～ 50%
第三期	10 ～ 30%
第四期	≦ 2%

應追求「五年無疾病存活率！」

很多人看到五年存活率，就以為癌症已經被治癒了，其實不然！

「五年存活率」≠「五年無疾病存活率」，前者是患者雖然活過了五年，但身上仍有腫瘤殘存、復發或轉移，他還在接受治療；後者是身上沒有腫瘤超過五年，這才是代表他已經被治癒了。**我們要追求的是「五年無疾病存活率」，而不是「五年存活率」。**

「緩解率」，剛結束癌症治療後的療效評估

前面提到「治癒率」及「存活率」，是指**完成癌症治療後一段長時間的療效評估**，比如說：一年、二年的存活率，甚至更久。「緩解率」（又稱「反應率」）則是指**剛完成癌症療程的療效評估**，例如：鼻咽癌患者完成放化療療程後三個月內安排檢查，包括鼻咽鏡、電腦斷層、EBV 指標……等評估腫瘤狀態，再給予「緩解率」評分。

一般來說，依照腫瘤對治療反應的評分可以分為四個狀況：

- **完全緩解**（complete response, CR）：腫瘤 100% 消失且維持時間超過 4 週以上，但不代表治癒。
- **部分緩解**（partial response, PR）：腫瘤體積縮小≧ 50%，維持

時間超過 4 週以上。

- **疾病穩定**（stable disease, SD）：腫瘤體積縮小＜ 50% 或增大＜ 25%，維持時間超過 4 週以上。
- **疾病進展**（progressive disease, PD）：腫瘤體積增大＞ 25% 或出現新病灶。

如果用座標來解釋，就可以畫成以下這張圖：

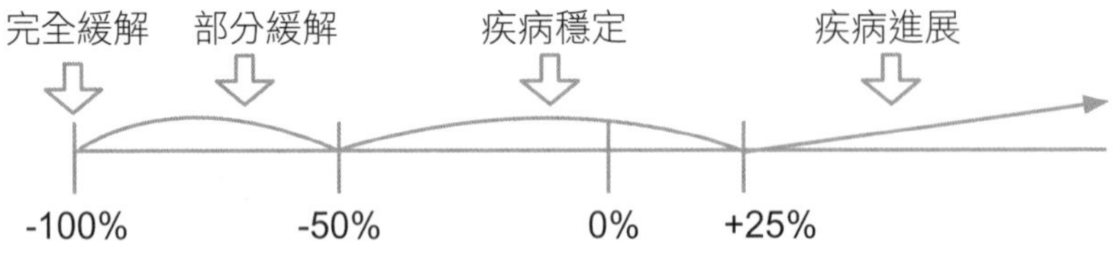

圖 2-3 腫瘤對癌症治療的反應分為四種狀況

由上圖我們可以進一步說明，橫座標上 -100%、 -50%、0、+25% 等四個座標點（負號代表腫瘤體積縮小，原點代表原始腫瘤大小，正號代表腫瘤體積增大），「完全緩解」位於最左邊點（-100%）上，「部分緩解」介於 -99% ～ -50% 區間，「疾病穩定」介於 -50% ～ +25% 區間，「疾病進展」則位於最右邊區塊（> +25%）。

舉例來說，如果有一位患者經化學治療後，腫瘤縮小 90%，則緩解率為 90%，治療反應的評分是「部分緩解」。又舉一例，某一組患者用 A 方法治療，平均緩解率是 80%；另一組用 B 方法治療，平均緩解率只有 50%，那就代表 A 方法要比 B 方法效果好。

癌症篩檢（screening）vs. 癌症監控（monitoring）

在癌症的檢測上，有二個名詞容易混淆，一個叫做「癌症篩檢」（cancer screening），另一個則是「癌症監控」（cancer monitoring）。

- 癌症篩檢是針對沒有罹患癌症的一般人，進行癌症的健康檢查，這時候我們所做的檢測就稱為「癌症篩檢」。
- 癌症監控是針對癌症病患治療後，追蹤是否復發或轉移，這時候我們所做的檢測就稱為「癌症監控」。

臨床上，我們常用血液腫瘤標記（serum tumor markers）來做癌症檢測，見表 2-8。在談這個之前，我要先介紹二個名詞：敏感性（sensitivity）及專一性（specificity）。「敏感性」就是一種檢查能抓到陽性患者的機率，敏感性越高的檢查得到偽陰性的機會就越少。相反地，「專一性」就是一種檢查能抓到陰性健康者的機率，專一性愈高的檢查得到偽陽性的機會就愈少。所以，一種好的檢查方法不僅要敏感性高，避免漏網之魚；也要專一性高，避免誤診得病。

因為現階段的腫瘤標記檢測之敏感性及專一性都不夠高，所以美國國家癌症中心（NCI）不建議把它作為癌症篩檢的工具，僅可作為癌症患者治療後之追蹤復發或轉移的癌症監控。

許多癌友都知道 CEA（癌胚胎抗原）通常用來大腸直腸癌的監控指標，舉例來說，我在臨床上常碰到大腸癌患者治療後 CEA 回到正常值，幾年之後，CEA 又逐漸上升稍高於正常值且持續一段時間，我謹慎地幫病人安排檢查，仍無復發或轉移的跡象。患者有抽菸習慣，我勸他戒掉，果然 CEA 又回到正常值了。雖然 CEA 是監控大腸癌常用的腫瘤標記，但有很多狀況下 CEA 也會上升，例如：乳癌、肺癌、吸菸、腸胃炎等，所以它的專一性不夠高。

表 2-8 常見的腫瘤標記

腫瘤標幟	癌症診斷	補 註
甲型胎兒蛋白 AFP	肝癌、生殖細胞腫瘤	敏感性與專一性均不足八成，需配合肝臟影像學檢查。
CEA	大腸直腸癌、肺腺癌、胃癌	需配合糞便潛血、大腸鏡檢查或大腸鋇劑攝影。
CA-153	乳癌	治療後之追蹤，並不適合當作乳癌的篩檢。
CA-199	胰臟癌、肺腺癌、消化道腺癌	並不專屬於胰臟癌組織所分泌。
CA-125	卵巢癌	骨盆腔感染、腹膜發炎或良性卵巢腫瘤（通常不超過正常值二倍）。
PSA	攝護腺癌	敏感度與專一性最高（敏感性 80% ～ 85%，專一性 90%）。
LDH	淋巴癌	心肌梗塞、腸道缺血壞死、溶血反應或肝臟 / 骨骼轉移、惡性腫瘤壞死崩解都會上升。

第三章

我的中西醫背景，讓我不放棄所有可以讓病人康復的機會！

身為一位腫瘤科醫師，我一直在探索如何增加病患康復的機會，只要能夠協助病患存活，我都會想要去了解與學習。雖然從事西醫臨床工作三十多年，但我從未放棄中醫藥抗癌的基礎研究，希望能過透過實證醫學的驗證，建立中西醫聯手治癌模式，讓病患可以接受更好的醫療照護與生活品質。有關我個人在基礎結合臨床研究心得，將在「第五章：放射線治療時，該怎麼做才會更有效果？」中介紹。

如何看待中西醫聯手治療的觀念？

台灣人喜歡看中醫，就如同我之前所說的，我調查癌症病患當中，有將近七成同時也在看中醫，但西醫師對中醫了解有多少呢？我特地上網去找了一些相關的資訊，發現有些醫師的留言如下：

西醫師：「我不是說中醫不好，因為我們不懂中藥所含的是什麼成分，也沒有人研究過化療的同時吃中藥會有什麼影響。我們一般是叫病人先做完化療，當西醫這方面的治療完畢了，若身體有不適再去找中醫輔助也不遲。」

西醫師：「我也不是反對中藥，但每個人的體質不一樣，除非有證據顯示化療期間吃中藥有什麼影響或幫助，或是什麼病人可以吃什麼中藥之類，但都沒有這方面的證據，所以我覺得還是先採用西醫治療，之後有需要才找中醫調理。」

中醫師：「所謂中西醫合併同時醫治，是指中醫師和西醫師坐下來，把彼此的看法與診斷治療意見拿出來講。治療癌症牽涉範圍很廣，同時醫治的情況中可攻補兼施，一旦病人在治療過程中承受不了時，尤其化療傷害很大，有些病人確實是受不了，這時可暫停一下吃些中藥，看看如何再來繼續。」

透過這三則對話，我個人看法是：若西醫師不懂中醫，中醫師不懂西醫，雙方沒有共同的語言溝通，各做各的，就很難一起聯手治癌。很多西醫師會因為「我沒有研究」「我不了解」，而失去其他可能幫助病人的機會。我常常在想：如果，當西醫治療遇到了瓶頸，是否會考慮用中醫療法彌補不足？包括：增強患者的免疫力、降低放化療的副作用、改善生活品質，甚至強化西醫療效等各種方法。因為我不懂中醫，所以我更應該虛心學習，這樣我才能跟對方的中醫師溝通討論。

我遇到幾個病人，他們在接受放化療期間，同時也合併中藥治療，對方的老中醫師認為腫瘤就應施予「散結軟堅、清熱解毒」療法，故採用「攻、瀉」排毒。結果適得其反，導致患者嚴重腹瀉、脫水、電解質不平衡，甚至鹼血症。我透過病人帶回訊息給他的中醫師，建議在放化療期間是否請改用較為溫和的「滋陰養液、扶正培本」療法？

我一直秉持「病人的健康為我首要的顧念」，因為我們面對

的是一個生命，也是一個家庭的未來！

中西醫聯手抗癌應從醫學教育做起！

我認為現在中西醫還無法密切攜手合作、聯手抗癌，是因為雙方沒有共同的語言，溝通上出了問題。其實最好的方法，就是從醫學教育做起。在醫學院的醫師養成過程中，基本上是很少有中醫的學分，即便是在中國醫藥大學有中醫的課程，卻也只是被學生當成營養學分，實在相當可惜。

有時候看似不重要的科目，可能在未來卻有很大的影響。舉例來說，我在求學的時候，覺得生物化學很枯燥乏味，以後當醫生也用不到，所以沒有很用心念，只求考試能過關就好了。沒想到，近幾年腫瘤分子生物學成為癌症治療的顯學時，才發現這門學科真的非常重要，後悔當初沒有好好下功夫研讀。

我個人認為：**若要西醫師懂中醫，中醫師也懂西醫，雙方攜手合作，就應從醫學教育做起；這就好比我們衣服的拉鍊一樣，鍊頭要能雙方扣在一起，才能拉起來。**

中西醫聯手治癌應基礎與臨床接軌！

「2025 衛生福利政策白皮書」是行政院黃金十年計畫提出的挑戰性健康目標，將 2010 年～ 2020 年癌症死亡率降低 20%。根據衛生福利部國民健康署出版「2010 年癌症登記年報」的資料顯示，全癌症每 10 萬人口年齡標準化死亡率為 129.62 人；「2015 年癌症登記年報」的年齡標準化死亡率為 126.33 人，五年來共降低了 3.3％。若要達到 2020 年降低 20％的目標來看，年齡標準化死亡率應為 109.62 人，即未來五年還有 16.7％的下降空間，這個目標真的是高難度的挑戰。

要降低死亡率的最佳方法，就是提高癌症病人的存活率，其方法有三：**一是宣導「癌症預防」觀念**，從生活、飲食、環境等方面著手；**二是推廣「癌症篩檢」活動**，達到早期診斷、早期治癒；**三是提高「癌症治療」效果**，走向整合性治癌模式（integrated cancer treatment）。前二者，政府已積極推動與執行，後者需醫學、藥學、生技等各領域，大家攜手合作。

「整合性癌症治療」是一個必然的趨勢，它結合手術、放療、化療、標靶、免疫、基因與細胞分化療法，甚至中藥輔助療法等，也就是「因人施治」「量身訂做」的個人化治療。但是這些整合性療法必須建立在一定的理論基礎與實證醫學上。

中西醫聯手治癌是癌症整合性治療的一環，它可以達成什麼樣的目標呢？

一、提高癌症治療效果

絕大部分的早期癌症只要手術就能根除，會轉到我手上的患者都是手術後還有危險因子存在（見第二章「顯微鏡下存在的危險因子」），需進一步做輔助性放化療者，或者無法手術的中晚期病人，需做整合性治療者。現階段西醫的整合性治療，包括：放療、化療、標靶及免疫療法，都有一定的治療成功率。

我看到中國大陸許多中西醫聯手治癌提高療效的臨床實證案例報導，例如：胃癌第三期手術後患者，接受輔助性化療合併扶正中藥（增強免疫功能中藥），其五年存活率46%～52%，比單獨使用輔助性化療11.3%～33.7%效果更好，這是常見的中西醫合治之臨床設計模式。

如果這些成功案例能再補強扶正中藥的基礎研究，包括：增強免疫功能的作用機轉、臨床前中藥安全性評估等；還有，再進行大型樣本數的多中心（multicenter trial）三期臨床試驗，避免單一機構（single arm）所產生的偏差，以客觀統計分析證明中西醫聯手治癌的優勢和功效，這樣基礎接軌臨床的研究結果，會更具說服力。

二、防止癌症復發或轉移

如果能做到防止癌症復發或轉移，則病患的五年或十年的存活率可以大大提高，癌症預後也為之改觀。在第二章「應追求五年無疾病存活率」章節中，我們提到癌症患者無癌存活五年以上算是治癒，為何還有許多病患五年之後才再發生復發或轉移呢？這個原因有一點複雜，可能會牽涉到下面幾種可能因素：

1. 殘存的癌幹細胞（cancer stem cells）

在第一章「除惡務盡，癌細胞一定要殺光！」章節中，提到癌幹細胞非常頑強，不容易被殺死，只要還殘留1%～3%，經過一段很長的休眠期後，就有機會再「甦醒」過來，開始癌細胞的增生與分化。

2. 復發後的癌細胞，分化程度會愈來愈壞（malignant transformation）
臨床上發現，癌症每復發一次，其惡性度就會愈來愈高，例如：腦部星細胞瘤（astrocytoma）或軟組織肉瘤癌（soft tissue sarcoma），都會由原先的低度分化，慢慢轉變為中度、高度，甚至未分化的狀態，治療困難度也就越來越高。

3. 患者的免疫監視功能出現破口（immune surveillance defect）
當腫瘤被殺死到只剩下十萬個癌細胞的時候，就會由免疫細胞加以消滅。若自身免疫監視功能出了問題，就會讓癌細胞逃脫而坐大。

4. 癌症轉移與血流動力學（hemodynamics）
癌細胞轉移與血液流動有密切的相關性，為什麼臨床上經常看到癌症轉移到肺臟、肝臟、骨頭、淋巴結或脾臟等器官呢？這是因為這些器官是我們身體免疫功能中的「網狀內皮系統」（reticuloendothelial system），就像是一張網子，當血液流過這些器官，可以過濾壞死細胞及有毒粒子，如同飲水機的濾心一樣，這時候血液的流動速度會慢下來，癌細胞就有可能停留在這些器官中，進而成長茁壯，導致遠端器官轉移。根據歷史文獻及我的臨床經驗，沒看過癌症轉移到心臟的案例（僅有罕見的原發性良性心臟黏液瘤），因為心臟就像是一個幫浦，血流量及流速都很大，沒有機會讓癌細胞短暫停留，所以癌細胞就不容易轉移到心臟了。

抗癌中藥草的分類與功效

抗癌中草藥依中藥藥理及中醫療法分類，有「清熱解毒」藥、「扶正培本」藥、「活血化瘀」藥、「散結軟堅」藥、「滲水利濕」藥等。我們從許多抗癌的基礎研究文獻中，可以獲致以下推論：

- **「清熱解毒」**藥包括：金線蓮、白花蛇舌草、七葉一枝花、山豆根、拜醬草、龍葵等，具有抑制腫瘤生長作用，可能可以對抗殘存的癌幹細胞。
- **「扶正培本」**藥包括：黃耆、黨參、薏仁、靈芝、人參、玉竹、女貞子、刺五加等，具有提升免疫細胞功能，可能可以彌補免疫監視功能的破口。
- **「活血化瘀」**藥包括：丹參、桃仁、紅花、莪朮、沒藥、虎杖、腫節風、地龍、斑蝥等，能夠促進人體血流動力，可能可以降低癌症轉移的機會。

為什麼上面我都用「可能可以」來描述，是因為這些抗癌中草藥基礎研究的成果，仍必須透過臨床試驗長時間的觀察，才能確認這些推論是否成立。

美國也有類似「中西醫聯手治癌」的「癌症輔成療法」

Complementary and Alternative Medicine（簡稱 CAM）有翻譯為「另類醫學」「輔助及另類醫學」「替代醫學」「補充替代醫學」「整合療法」「補充及另類療法」「另類療法」「輔成療法」等名稱不一而足，我比較喜歡用「癌症輔成療法」這個名詞，因為它涵蓋整個癌症治療含義：在正規「癌症」治療外，「輔」

佐其他療法，達「成」治癒的整合性「療法」。

1997 年美國國家衛生總署（NIH）的一份報告指出，當年美國民眾花費在 CAM 的費用高達 270 億美金，其中 40％用於慢性疾病，且大部分是治療疼痛。雖然在療效及安全性未明的情況下，仍有高達 91％癌症患者在確定診斷的同時，便開始使用 CAM。因此，美國 NIH 顧問團認為應加強 CAM 研究的必要性，並鼓勵政府支持對 CAM 的評估。Dr. Stephen E. Straus 在美國白宮政府改造委員會及國會經費預算聽證會上爭取 CAM 的年度預算，第一年（2000 年）經費為 6798 萬美金，第二年經費 7136 萬美金，第三年經費 1 億美金，以後每年經費都維持在 1 億 1 千萬美金左右。

美國 NIH 下設獨立機構「輔成暨整合健康國家中心」註①，該中心有二個 CAM 研究主題：「自然產物」（natural products）與「身心靈應用」（mind and body practices）。在「自然產物」方面是探討草藥、植物學、膳食補充劑和益生菌等之安全性、生物效應及機轉。在「身心靈應用」方面是研究針灸、按摩、冥想、脊椎整復、深呼吸運動、催眠治療、氣功和太極等對疼痛、壓力、焦慮及其它症狀緩解。**CAM 必須符合安全性、有效性、作用機轉清楚及臨床試驗等之實證醫學**。以下僅列舉三篇來自 NIH 官網及其連結網站的研究論文，我們清晰可見美國 NIH 對癌症整合治療的開放胸襟、宏觀思維與治事嚴謹的態度，令人敬佩。

〔例一〕「瑜伽對乳癌存活者之持續性疲憊：一項隨機對照

試驗」註②，31 位乳癌零～二期患者，年齡介於 40 ～ 65 歲，在完成手術、放療或化療（荷爾蒙治療除外）後 6 個月，進入隨機取樣雙盲試驗，分為：實驗組（瑜伽組）16 位，每 4 ～ 6 位為一組，每次瑜伽運動 90 分鐘，每週二次，共 12 週；對照組（健康教育組）15 位，每 4 ～ 7 位為一組，每次上課 120 分鐘，每週一次，共 12 週。研究結果：實驗組比對照組有明顯降低疲憊程度（p ＝ 0.032）、增加活力（p ＝ 0.011）、減少憂鬱症狀及壓力感（p ＜ 0.05）。但是，在睡眠情況與體能狀態二項指標，實驗組與對照組均無變化。**結論：瑜伽對於乳癌患者之癌因性疲憊、憂鬱症狀及壓力感有明顯的改善作用。**（作者註：「p」是統計學的用詞，指事件發生的機率，「0.05」為臨界值代表「實驗組與對照組二個事件比較有無差異性」，p ＜ 0.05 表示「有」顯著差異，p ＞ 0.05 則「無」。）

〔例二〕「基於心理神經免疫的壓力管理在早期乳癌輔助化療期間的應用」註③，145 位年齡介於 27 ～ 75 歲的乳癌一期～三 A 期患者，於手術後接受 8 ～ 12 週輔助性化療期間，以電腦隨機取樣分為治療組：10 週太極訓練或心靈成長組；對照組：平常照護組。**研究結果：在化療期間患者的壓力及生活品質指標方面，二組都有明顯下降，但無統計差別。唯有在化療結束後患者的尿液「貝他－腦內啡」（ß-endorphin）及血液「伽馬－干擾素」（IFN-γ）二項指標，治療組比對照組有明顯上升。**（作者註：這二項是好的指標，「貝他－腦內啡」是天然止痛劑，具止痛、鬆弛及欣快感。「伽馬－干擾素」是一種細胞間素，具有抗病毒、免疫調節及抗腫瘤特性。）

〔例三〕「黃耆多醣注射液結合長春花鹼與順鉑治療晚期非小細胞肺癌患者：生活品質及存活的作用」註④，136 位患者隨機分組為實驗組：黃耆多醣合併化療組；對照組：化療組。實驗結果：在腫瘤緩解率方面，實驗組 42.64% vs. 對照組 36.76%（p ＝ 0.483）；在中值存活時間方面，實驗組 10.7 個月 vs. 對照組 10.2 個月（p ＝ 0.76）；在 1 年存活率方面，實驗組 35.3% vs. 對照組 32.4%（p ＝ 0.717）。從上面三個指標來看，p 值都＞ 0.05，表示實驗組與對照組比較無統計的差異。但是，在病人的生活品質方面（p ＝ 0.003）.、體能（p ＝ 0.01）、疲憊（p ＜ 0.001）、噁心嘔吐（p ＜ 0.001）、疼痛（p ＝ 0.007）、食欲不振（p ＝ 0.023）等方面，p 值都＜ 0.05，表示實驗組明顯優於對照組。

總結來說，黃耆多醣對接受化療的晚期非小細胞癌患者而言，雖然沒有增加存活的效果；但是，因為化療所造成的副作用，包括：生活品質、體能、疲憊、噁心嘔吐、疼痛、食欲不振等，都有顯著的減少。（作者註：長春花鹼（vinorelbine）的商品名為「溫諾平」（Navelbine）與順鉑（cisplatin）二者合併使用，是非小細胞肺癌的化療標準方之一。）

「中西醫聯手治癌」雛形理念的實踐

當我知道很多癌症患者都會吃中藥時，我開始認真地研讀中醫中藥相關文獻，看看是否能真正地幫助我的病人。我個人認為選擇中藥輔助，應配合西醫治療方法的不同，而有所差異。我整理出五種「癌症中藥輔助療法」，例如：健脾理氣、扶正培本、滋補肝腎、清熱解毒、養陰生津等。二十多年前，我還在馬偕醫院服務的時候，開始為患者及同仁講授腫瘤藥膳，推廣中藥癌症輔助療法的觀念，希望能幫助更多的癌症患者；後來，也在台中弘光科技大學護理系與何玉鈴副教授一起合開藥膳學，希望中西醫整合從教育扎根做起。

健脾理氣

中醫講的「脾」是指腸胃道功能，不是西醫的「脾臟」；台灣老一輩中醫師常說：「你的『脾土』會開麥？」，就是指「你的『胃口』好嗎？」**「健脾理氣」就是增加胃腸蠕動，改善消化道功能**。通常癌症治療期間，尤其是開刀之後，很多病患會覺得沒胃口、消化不良、肚子脹氣，這時候就要選擇健脾理氣中藥，促進病患的食欲，幫助消化，讓他們可以吃得下飯，儲存對抗癌症的資本。

健脾理氣常見的中藥類：白朮、白荳蔻、白扁豆、芡實、陳皮、木香、砂仁、厚朴等。常見的蔬果類：山藥、山楂、薏仁、蓮子、豌豆、香菜、麥芽、紅麴等。

扶正培本

中醫講**「扶正培本」是扶助正氣、培植根本，也就是提升免疫功能，增加元氣的意思**。很多癌症患者接受開刀或者化療之後，會覺得很累，容易疲勞、虛弱、自汗、怕冷等症狀，這時候就要選擇扶正培本相關的藥物，來增強抵抗力。

扶正培本常見的中藥類：黃耆、人參、黨參、太子參、西洋參（花旗參）、薏仁、黃精、玉竹、靈芝、女貞子、刺五加、冬蟲夏草等。常見的食物：牛初乳、膠原蛋白、食用蕈（香菇、草菇、蘑菇、猴頭菇、黑木耳、銀耳、百合）、含鋅類食物（海產類、瘦肉、豆類、五穀雜糧）等。

滋補肝腎

中醫講「肝」「腎」，不是西醫的「肝臟」「腎臟」。中醫的理論：「肝」藏血，是血液的儲藏之處；「腎」主骨生髓，髓化為血；也就是說，中醫的**「肝」「腎」是造血與藏血之所在**。現在的醫學也認為，肝臟與腎臟都有相關的物質參與造血功能，例如 EPO（紅血球生成素）的製造。中西醫在此觀點，似乎有異曲同工之妙。

許多化療病人的骨髓造血功能受到破壞，白血球下降、貧血、血小板減少，這時候就可以選擇「滋補肝腎」藥物，來增強造血功能。滋補肝腎常見的中藥類：當歸、芍藥、丹參、阿膠、熟地黃、何首烏、雞血藤、四物湯等。常見的蔬果類：紅棗、紅豆、枸杞、龍眼肉、葡萄乾、黑芝麻、黑木耳、金針菜、菠菜等。

清熱解毒

「清熱解毒」顧名思義，就是降低體內的「發炎」，排除體內的「毒素」。中醫的觀點認為放射線是「熱毒」物質，根據《八綱辨證》論治原則，宜用清涼法降火。

我的臨床觀察發現，許多放療中的患者，在照射部位的皮膚有紅斑、發熱的急性反應。病人也常告訴我，他覺得口乾、咽燥、眼屎、便秘、失眠等症狀出現，很像中醫所說的熱性反應。這時候除了告訴患者多喝水、補充水分外，還可以選擇清涼退火的藥物或食物來改善症狀。

清熱解毒常見的中藥類：菊花、薄荷、連翹、金銀花、板藍根、決明子、牡丹皮、地骨皮（枸杞的根皮）等。常見的蔬果類：蓮藕、荸薺、蘆筍、絲瓜、小黃瓜、梨子、楊桃、柑橘等。

養陰生津

「養陰生津」，簡單的說就是增加身體的水分，我們常說「生津止渴」，就是這個意思。我常常跟學生做比喻：有一盆火正在燃燒，要如何熄火？你可以用棍子直接打火讓火熄滅，也可以澆水來滅火。前者是「清熱解毒」拍打撲火，後者是「養陰生津」提水救火；若二者合用，降火效果當然更好。

養陰生津常見的中藥類：沙參、麥冬、茯苓、澤瀉、石斛、玉竹、生地黃、天花粉等。常見的蔬果類：冬瓜、芹菜、莧菜、萵苣、空心菜、綠豆、西瓜、枇杷、銀耳（白木耳）等。

通常我會給病患的建議是：

- 開刀後，應選擇「**健脾理氣**」及「**扶正培本**」這兩類的中藥或蔬果，以增加腸胃道消化功能、改善食欲、恢復元氣。
- 化療後，亦應選擇「**扶正培本**」及「**滋補肝腎**」這兩類的中藥或蔬果，增強免疫力、提升骨髓造血功能。
- 放療後，宜選擇「**清熱解毒**」及「**養陰生津**」的中藥或蔬果，減少放療副作用，例如：口腔潰瘍、吞嚥疼痛、咽乾舌燥、失眠、便秘等熱性症狀。

不建議只靠中藥治療癌症

有些病人會問我：「在治療的過程中，可以只靠中藥治療嗎？」我的回答是：「不建議，而且治療上會有很大的風險。」

從中藥材或植物提煉出單一有效成分，做成抗癌藥物，基本上它不叫做中藥或植物藥，而是被認定為西藥新藥，需經過嚴格的藥理毒性試驗及臨床試驗，取得藥證許可後，才可以使用。目前有一些化療藥物是從中藥材或植物萃取出來，並廣為臨床應用，介紹如下。

喜樹

喜樹是一種產於中國南方的植物，別名旱蓮、水栗子、野芭蕉、千張樹等，過去是中國南方民間所使用的中草藥，後來引進台灣栽種，用於清熱解毒。

1957 年，科學家在 1000 多種的植物萃取物當中，初步發現喜樹萃取物有抗癌作用。最後在 1963 年，科學家正式確定在喜樹中所含的喜樹鹼（camptothecin）是抗癌的重要成分，於是透過修正喜樹鹼的化學結構，製作出 irinotecan（商品名 Campto；抗癌妥）及 topotecan（商品名 Hycamtin；癌康定）兩種治療癌症的西藥。以 irinotecan 來說，目前已被核准使用在治療轉移性大腸癌，而 topotecan 則是被核准使用於卵巢癌及小細胞肺癌之第二線化學治療。

長春花

長春花又名日日春、日日草、日日新、三萬花、四時春等。除觀賞用途外，也可以入藥，用來止痛、消炎、安眠、通便及利尿等。但需要注意的是，長春花全株有毒，誤食可能會產生細胞萎縮、白血球及血小板減少、四肢麻痺、無力等症狀。1961 年長春花鹼首度被純化，發現對於癌細胞有抑制效果，進而發展出相關的抗癌藥物，例如：vinorelbine（商品名 Navelbine；溫諾平）用於第二～三 A 期非小細胞肺癌手術後之輔助治療、晚期或無法手術切除之非小細胞肺癌及轉移性乳癌。

太平洋紅豆杉

太平洋紅豆杉是一種生長在美國西部的紅豆杉，1958 年美國癌症中心（NCI）發現，樹皮中有抗癌的特性，後來被其他科學家提煉出太平洋紫杉醇（paclitaxel），可以抑制癌細胞的有絲分裂，減少癌細胞的增生，成為新一代的抗癌藥物。主要用於治療晚期卵巢癌、腋下淋巴轉移之乳癌且動情素受體為陰性之患者，作為接續含艾黴素（doxorubicin，俗稱小紅莓）在內之輔助化學療法、已使用合併療法（除非有禁忌，至少應包括使用 anthracycline 蒽環類抗癌藥）失敗的轉移乳癌、非小細胞肺癌、卡波西氏肉瘤等。另外，後來也有從歐洲紫杉，萃取出歐洲紫杉醇（docetaxel），用於治療乳癌、非小細胞肺癌、攝護腺癌、胃腺癌、頭頸癌。

砒霜

砒霜是武俠小說很常見的毒藥，也是一種中藥，主要用於外用藥物的配方，卻不建議作為內服藥物使用。然而過去常被作為毒藥的砒霜，卻在 20 世紀被提煉出三氧化二砷（arsenic trioxide，商品名 Asadin；伸定注射劑），並於 2000 年 9 月美國食品藥物管理局（FDA）批准該藥上市，2002 年 3 月 13 日歐洲委員會也批准歐洲上市。我們的衛生福利部食品藥物管理署也於 2002 年 8 月 1 日批准該藥用於治療急性前骨髓細胞白血病（APL）。

其實，許多中草藥具抗癌成分，都有潛力發展為臨床癌症治療的主藥，然而必須投入大筆經費。從中草藥萃取純化、細胞株到動物實驗、藥物動力學到安全性評估、臨床試驗一期到三期等嚴格考驗。平均一個成功上市的新藥至少花 10 年時間和 10 億美金的經費，這樣龐大的投資，只有世界級的大藥廠才有能力發展。即便如此，中草藥在癌症輔助治療上，仍可扮演重要角色。

中藥跟西藥應該這樣吃才對！

在學生時代，藥理學教授就告訴我們：同時服用五種西藥以上，藥物在體內引起交互作用高達 60% 以上。因此，我在開藥前通常會從診間電腦看該病人在別科拿藥的情況，不要重複用藥，也盡量不開超過五種藥給病人。

根據統計，國內高達七成的民眾，有中西藥併服的情況，但中藥通常都是複方，西藥是單方，你不知道裡面會不會產生多少交互作用？會不會弱化或增強西藥的作用？加上每個病患的體質不同，會產生什麼樣的影響，現階段並沒有足夠的科學數據證明，也很難分析。

病人常會問我，服用中、西藥最好相隔多久？一般來說，人體胃部食物排空的時間大約是 30 ～ 90 分鐘，所以我建議最好是相隔一到兩個小時分開服用比較安全。

註釋

①輔成暨整合健康國家中心（National Center for Complementary and Integrative Health，簡稱 NCCIH）。

②瑜伽對乳癌存活者之持續性疲憊：一項隨機對照試驗（Yoga for persistent fatigue in breast cancer survivors: A randomized controlled trial）。

③基於心理神經免疫的壓力管理在早期乳癌輔助化療期間的應用（Psychoneuro-immunology-Based Stress Management during Adjuvant Chemotherapy for Early Breast Cancer）。

④黃耆多醣注射液結合長春花鹼與順鉑治療晚期非小細胞肺癌患者：生活品質及存活的作用（Astragalus polysaccharide injection integrated with vinorelbine and cisplatin for patients with advanced non-small cell lung cancer : effects on quality of life and survival）。

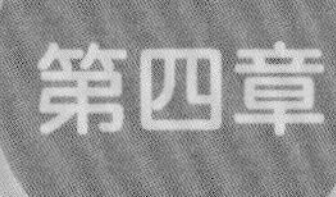

癌症治療過程中，你該注意哪些事？

癌症治療其實是一個漫長的過程。在這場戰役中，你不是贏就是輸。所以在治療的過程當中，我們需要有一些準備，包括身體的、心理的，甚至是家人都需要配合，才能在這場戰役中勝出。所以這一章會談到癌症治療前的正確觀念，包括遇到副作用的時候該怎麼處理、癌症局部控制與轉移的關聯性，也會談到現在最新的精準醫療概念。現在已經有許多的治療方法可以對抗癌症，所以病患要注意該注意的事項，並且跟醫師進行良好的互動與配合，才能夠真正打贏這場仗。

進行癌症治療前，病患該有的六個正確觀念

前面第一章我們提到，當患者在確診罹癌的時候，往往會有五種癌症迷失的想法，國內外許多學者也提出癌友的五種心理歷程：休克與否定期、憤怒期、討價還價期、憂鬱期、接受期等。這些的反應若拖延日久，將導致病患錯失黃金治療期，讓癌細胞有機可乘。那麼，在接受癌症治療前，我想告訴患者需要有哪些正確的觀念，可以幫助他們順利完成癌症療程及康復的契機。綜合我三十多年的行醫經驗，可以歸納出以下幾項：

1. 要有長期抗戰的心理準備。

2. 相信醫療團隊對你所做的治療計畫。
3. 應在既定的時間完成療程。
4. 家人的親情與照護。
5. 遠離香、檳、酒。
6. 營養很重要。

一、要有長期抗戰的心理準備

癌症是一個需要花時間來治療的疾病，所以必須要有長期抗戰的精神。怎麼說呢？因為在進行療程的時候，除了手術切除的治療外，還需要進行化學治療與放射性治療。

一般來說，化學治療大概要半年的時間，而放射線治療約需六到八週，且需要每天到院治療；如果再加上之後的定期追蹤，通常治療後前三年是每三個月就要到醫院追蹤，三到六年則是每六個月追蹤，超過六年就是每年追蹤。經由這些療程說明，就可以知道為什麼癌症治療需要有長期抗戰的心理準備。

二、相信醫療團隊對你所做的治療計畫

有些病患會問：要選擇哪間醫院治療呢？我會建議他應該要尋找就醫方便且腫瘤設備良善，最好是區域級以上（含）的大型醫院。因為你每天都需要到醫院治療，如果就醫非常不方便，那麼病患當然就很容易放棄。曾經有個病患的家屬，因為相信台大醫院是最好的，所以每天都載病患從彰化到台大醫院治療癌症，時間一長就越來越沒有動力，最後還是回到中部治療，現在病情

也控制得很好。

所以，我還是要特別強調：這些區域級以上（含）的醫院，醫生都是接受非常完整的專科醫師訓練，加上醫院的設備也都非常的先進。所以不需要迷信醫學中心、特別去尋求名醫的幫助。**而是找到真正用心對待病患的醫師、真心全力協助病患痊癒的醫師，這才是最重要的事情！**

事實上，目前國內各大型醫院都有訂出「癌症臨床治療準則」，也就是治療癌症的標準作業流程，所以不管是哪間醫院，大部分都會依照這樣的治療準則來進行治療。治療藥物、儀器設備也大同小異，所以要選擇你所相信的醫療團隊，然後相信醫療團隊幫你做的醫療計畫，這樣才有機會戰勝癌症。

三、應在既定的時間完成療程

還記得我們在第一章提到「與癌症共存？別異想天開！」嗎？腫瘤經放射線照射 28 天左右，便會啟動癌細胞「加速生長」機制，所以每天需額外增加 0.6 葛雷劑量（臨床上每天照射 1.8 ～ 2.0 葛雷），也就是每天照射劑量 2.4 ～ 2.6 葛雷，才足以壓制腫瘤的加速生長。如果腫瘤沒有根除，殘存的癌細胞經過一段休眠期之後，便會快速生長，只要再花先前三分之一不到的時間，就會長到跟原來的腫瘤一樣大小。**所以，我建議病患應在既定的時間內完成療程，若是中斷太久，容易導致治療失敗。**

但有時候因為病患的營養及體力狀況，無法好好進行療程時，該怎麼辦呢？如果是放療病人，我會調整劑量，降低副作用；

或給予營養點滴，補充體力，並教導病患該吃什麼，計算營養熱量，甚至用中藥調理，讓治療能夠順利完成。如果真的不得不延長療程，也僅能休息 1 到 2 週，不宜拖太久。關於營養治療與中藥調理，將在「第六章：癌症治療期間，正確的飲食與作息」中再做介紹。

四、家人的親情與照護

對於癌症病患來說，抗癌是關乎生死的一場戰役，這時家人的親情照顧就顯得非常重要，因為這將會是支持癌症病患走下去的原動力。我有個病人原本住在嘉義，罹患頭頸部腫瘤，經過許多地方治療都無效，最後轉介過來我這邊。因為他的家裡經濟狀況還不錯，索性在醫院附近租房子，好進行長期抗戰。

該病患的腫瘤已經潰爛到外面，為了抑制癌細胞的加速生長，我一天給他照兩次放射線（hyperfractionation radiotherapy，高分次放射線治療），而他的太太就全程陪著他，很用心地幫他做出容易下口的食物，所以病患的營養很充足，沒有營養流失的情況，體重也維持得很好，甚至還微微增加了。

所以，身邊有癌症病患的家屬，一定要多一些關心、多一點打氣。**因為有家人的愛，病患才能堅持不懈地對抗癌症，積極地想要讓自己復原；因為有家人真心的陪伴，病患才有動力接受一切的挑戰；因為有家人的愛，病患才有面對一切的勇氣！這就是親情照顧的力量！**

五、遠離香、檳、酒

依我的臨床觀察，許多癌症患者接受治療時，仍繼續抽菸、吃檳榔、喝酒的人，通常治療效果不好，即使病患在既定的時間完成療程，沒多久又再復發。

曾經有個病患經過一段時間放療，腫瘤一直都沒有縮小，我覺得很奇怪，於是就問他，病患才表示自己依然持續抽菸、喝酒。雖然病患有在治療，或許是因為這些致癌物不斷刺激身體，讓治療效果打折扣，無法順利消滅癌細胞。

六、營養很重要

我們在第一章「癌細胞愛吃糖，所以吃糖會幫助癌症發展？」中提到，癌症是一種消耗性疾病，它會分泌許多「前發炎細胞間素」（proinflammatory cytokines），使身體的蛋白質、醣類、脂肪加速分解；癌細胞因新陳代謝速率加快，也需要大量養分；加上癌症治療本身包括手術、放療及化療等，也會消耗一定的熱量。所以**我常告訴患者，在癌症治療期間的營養攝取要比平常多 20% 熱量，才足以克服癌細胞及治療本身的能量消耗問題。**

依據文獻報導，**在癌症治療過程中有超過 40%患者發生營養不良**，導致以下結果：

1. 身體無法承受癌症治療，進而降低癌症治療的效果。
2. 增加癌症治療相關的副作用及死亡率，例如：感染引發敗血症。
3. 癌症患者死於營養不良比死於癌症本身者多 20%。
4. 40%～80%癌症患者有體重下降的危機，若持續下降，將有

30%～50%患者會死亡。

所以，「癌症治療期間，什麼事情最重要？」答案是：「營養最重要！」

同步放化療，產生副作用時該怎麼辦？

同步進行放射線與化學藥物的整合性療法，是目前癌症治療主流之一。以中晚期頭頸癌為例，單獨放療的緩解率約70%，若同步放化療則提高至90%以上。雖然放療＋化療效果較好，但是副作用也跟著明顯增加，「1 + 1 大於 2」，我常用這樣的比喻跟病人解釋。

再以嘴破（口腔炎）為例。臨床上嘴破可以分成四級：第一級是嘴巴出現輕微疼痛，口腔黏膜有點紅，第二級是整個口腔都會紅腫，第三級則是開始破皮了（口腔潰瘍），到了第四級就是口腔出現整片的破皮。我的臨床經驗，如果病患單獨放療，大概兩個禮拜才會出現一級到二級間嘴破的狀況；但是如果加上化療時，可能兩個禮拜嘴破就已經達到第三級甚至第四級了。另外，多年嚼檳榔史之患者發生嘴破的情況也比沒有嚼檳榔來得嚴重，嚼檳榔患者在第二週發生嘴破的嚴重程度相當於沒有嚼檳榔患者第四週的症狀。

當發生嘴破的時候，我們的護理人員會衛教患者：①食用軟的、清淡的食物以避免刺激口腔；②改用軟毛牙刷，並在每次吃完東西後漱口，隨時保持口腔清潔；③避免使用含刺激性的漱口水；④若十分疼痛時，可含些碎冰減輕疼痛。我也會適時給予口服止痛劑或配置局部麻醉漱口水。

此外，還有一些噁心、嘔吐、吃不下飯等副作用，目前都有很好的藥物可以有效改善症狀，讓病患不會這麼難受而逃避治療。我常常跟病人說：「放化療的副作用就像開刀後的傷口一樣，會痛好幾天。給你的藥不是讓副作用不要發生，而是降低副作用程度，讓你可以順利完成全部療程。」「這些副作用是短暫的，等治療結束後就慢慢會好起來。」「比你年紀大的阿公阿嬤都可以完成治療，你一定也可以。」等鼓勵的話。

癌症局部控制 vs. 癌症遠端轉移

局部癌症有沒有根除與癌症遠端轉移有密切的關連。在談這個議題之前，我先舉一個臨床案例：

一位三十多歲舌癌女性患者，2015 年被診斷為第一～二期舌癌，因怕開刀只接受化療，剛開始治療效果不錯，腫瘤達「部分緩解」（腫瘤縮小 99％～ 50％），但是幾個月後腫瘤又開始變大，於是再進行多次化學療程，二年多來腫瘤還是持續生長，她的醫師告訴她「與癌共存」。2017 年 6 月轉介到我這邊來時，腫瘤長得非常大，癌細胞已擴散到臉頰皮膚及左側頸部淋巴結，雖然尚未遠端轉移，但已經錯過了手術的黃金時間。依我的臨床經驗，化療失敗的案例再做放療，效果通常不好，因為兩者會產生交叉抗藥性。但我還是積極地幫她進行每天二次放療合併每週一次化療，二個月的療程下來，腫瘤不僅沒縮小（局部控制失敗），還出現左鎖骨淋巴及肺部轉移。見下頁圖 4-1。

許多文獻報告，「局部控制失敗」是導致癌症遠端轉移的主要原因之一，表 4-1 分析各種不同癌症遠端轉移發生率與局部控制的相關性。我舉表中幾個例子說明之：作者 1，乳癌一至二期患者（T1-2 / N0-1）發生遠端轉移案例，有 9％是來自局部控制成功者；20％則來自局部控制失敗者；作者 3，肺癌一～三 A 期（T1-2 / N0-2）發生遠端轉移案例，39％是來自局部控制成功者，89％則來自局部控制失敗者；作者 6，鼻咽癌第一期發生遠端轉移案例，3％來自局部控制成功者，20％來自局部控制失敗者；作者 16，結腸癌第一～第三 C 期（B1 ～ C3）發生遠端轉移者，32％來自局部控制成功，93％來自局部控制失敗。

又從表 4-1 中最右邊的遠端轉移欄中，我們可以發現各種癌症的局部失敗率數值都遠高於局部控制率，**此說明做好癌症局部控制，可以減少癌症遠端轉移的機會**。

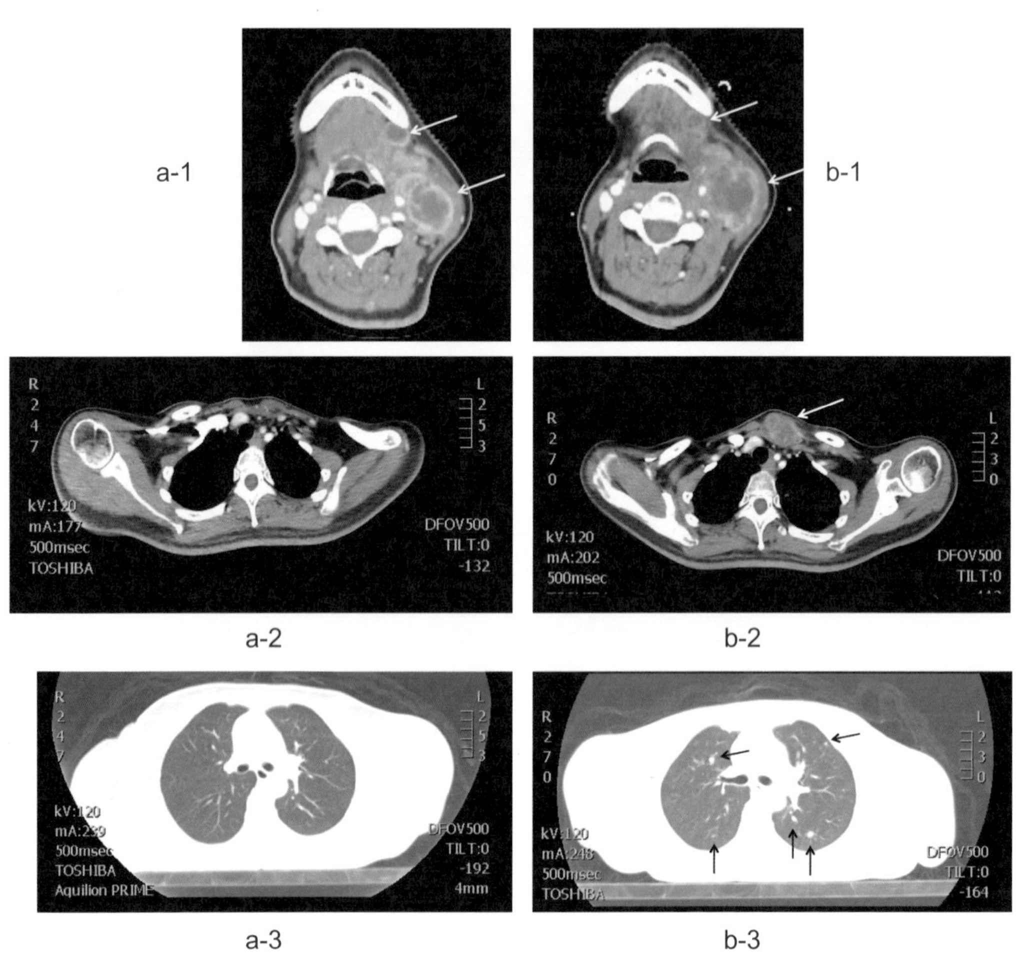

（A）舌癌患者於 2017 年 6 月轉介到彰化醫院，同步放化療前所做 CT 電腦斷層，a-1 顯示左頸部淋巴腫大，a-2 及 a-3 尚無遠端轉移。

（B）患者經過 2 個月同步放化療後，療效評估為疾病穩定（腫瘤大小介於 -50%～+25%，見第二章「緩解率」章節），即局部治療失敗，導致 b-2 左鎖骨上淋巴及 b-3 肺部轉移（如箭頭所示）。

圖 4-1 癌症局部治療失敗導致遠端轉移案例。

表 4-1 人類惡性腫瘤遠端轉移發生率與腫瘤局部控制的關聯性

研究者	病灶	癌症分期	病人數	遠端轉移 (%)	
				局部控制率	局部失敗率
作者 1.	乳房	T1-2/N0-1	202	9	20
作者 2.	肺臟	3 期	365	46	58
作者 3.	肺臟	T1-2/N0-2	118	39	89
		N0	51	24	90
		N1-2	67	52	59
作者 4.	頭頸部	1 ~ 4 期	5019	8	17
作者 5.	頭頸部	1 ~ 4 期	2860	17	40
作者 6.	鼻咽	1 期	196	3	20
作者 7.	攝護腺	B-C/N0	679	24	77
作者 8.	攝護腺	B-C	317	22	58
作者 9.	攝護腺	A2-C	286	18	61
作者 10.	子宮頸	1 ~ 4 期	1705	6	30
作者 11.	子宮頸	IIB-IV	122	30	90
作者 12.	子宮頸	1 ~ 4 期	1054	18	66
作者 13.	子 膜	1 期	304	4	50
作者 14.	陰道	1 ~ 4 期	149	20	54
作者 15.	直腸 / 乙狀結腸	B2-C3	139	28	90
作者 16.	結腸	B1-C3	103	32	93
作者 17.	軟組織肉瘤癌	全部	97	41	71
作者 18.	軟組織肉瘤癌	全部	204	25	61
作者 19.	軟組織肉瘤癌	全部	375	25	56

另外，「局部控制失敗」也是導致癌症死亡的主要原因之一。表 4-2 說明，各種癌症局部控制失敗率與癌症死亡的關聯性，其中以腦瘤 95％關係最密切，其次是攝護腺癌 61％、子宮頸癌 60％、子宮內膜癌 59％、食道癌 59％、膀胱癌 54％、頭頸癌 41％、乳癌 14％、肺癌 11％。

由表 4-1 及表 4-2 得知，**除了乳癌、肺癌之外（在 0.5 公分大小的時候就可能轉移），絕大多數癌症的「局部控制」好不好，是影響「轉移」與「死亡」非常重要的因素**。早在 1985 年，Dr. Colemen、1991 年 Dr. Leibel、1992 年 Dr. Suit 就認為：More Higher Local Control, More Better Survival Rate（更高的局部控制，

表 4-2 局部控制失敗與死亡的關聯性

癌症原發部位	死亡數	局部控制失敗病患數	比例
腦瘤	12600	11970	95
攝護腺	38000	23180	61
子宮頸	4600	2760	60
子宮體	5960	3481	59
食道	10400	6136	59
膀胱	10600	5724	54
頭頸部	19650	8056	41
乳房	46300	6482	14
肺臟	153000	16830	11

就有更好的存活率）。所以，**手術或放療二者都是局部治療的方式，必須做好局部控制，才有治癒癌症的機會。**

精準醫療，是未來癌症診治新趨勢

現在很多人都講「精準醫療」（precision medicine），但首先要釐清什麼是精準醫療。是放射線治療定位很精準嗎？檢測病人癌基因陽性反應，然後使用標靶藥物治療嗎？或是利用基因定序做癌症篩檢，這樣就叫精準醫療嗎？不是的！**精準醫療的核心是需要建立一個龐大的資料庫，納入所有健康者或病患的資料，**它包括：（1）**病人的基本資料**：性別、身高、體重、種族等，（2）**醫療紀錄**：過去病史、家族病史、病患症狀、血液檢查、病理資料、影像學檢查、治療藥物及療效等，（3）**生物醫學檢測**：基因檢測、蛋白質檢測、代謝檢測等。**透過這個大資料庫進行分析比對，從中選出最適合病患的治療方式及藥品，目的是達到治療效果最大化及副作用最小化。**目前中央研究院已經著手建立國人的人體基因資料庫，目標是一百萬人的 DNA 的序列。

「精準醫療」一詞，最早為 2011 年 11 月由美國國家研究委員會所提出；2015 年 1 月美國歐巴馬總統在國情咨文演講中提出「精準醫學倡議」，計畫投入 2.15 億美元，其中 1.3 億用來建立百萬人的醫療紀錄、基因、生活習慣等數據資料庫，7000 萬用來找尋誘發癌症的基因及新藥開發，1000萬用來訂定相關法規，500萬用來研究如何保護隱私與個資安全。針對基因檢測可能引起的爭端，美國在2008年也已訂出相關法案，包含：基因檢測的隱密性、後續歧視問題等，都用法條來規範。例如：保險公司取得你的基因檢測報告，發現你是心血管疾病的高風險群，因而收取更高的保費，這就叫「基因歧視」。

目前最接近精準醫學概念的，是藥物過敏所衍生的醫療。舉例來說，治療痛風有一種降尿酸藥物 Allopurinol（異嘌呤醇），有些人會對這個藥物產生嚴重的過敏，引起史蒂文強生症候群（Stevens-Johnson Syndrome，是一種皮膚粘膜嚴重的過敏症狀）而喪命。台灣有20%的人具有 HLA-B 5801 基因，是引起過敏的元凶，所以醫界建議需要服用這類藥物的病患，最好可以進行相關的基因檢測，確定是否可以開立這類的藥物。

同樣地，精準醫療也可用於癌症的診斷和治療，有許多的抗癌藥物會因為基因表現的不同，而有不同的治療結果，如果可以建立相關的資料庫，在病患進行治療前，就可以先做相關的基因檢測，了解病患的基因狀況，然後才能真正做到「對症下藥」。**簡單來說，精準醫學就是資訊科技業常說的「海量資料分析」或「大數據分析」，透過基因資料庫的建構，我們可以比對出病患的基因差異。**

舉例來說，假設今天有一位乳癌患者，當我們今天取得乳癌組織時，要先進行基因檢測、血液檢查、影像學檢查、病理組織分類、危險因子、癌症分期等，然後再跟大資料庫裡的各種乳癌案例進行比對，看看有什麼樣的差別。如果這個病人的基因表現比較特殊，跟一般的乳癌病患不同時，她的醫師就要判斷是否選擇不同的治療模式？選擇哪一類的化療、標靶、免疫藥物對她最有效，抗藥性最小且副作用最少，治療成功率最高。

因此，**我們也可以說：精準醫療也就是「個人化醫療」**。

第五章

放射線治療時，
該怎麼做才會更有效果？

我想先介紹治療學的一個重要名詞：「治療比」（therapeutic ratio），它的意思是治療效果與副作用之間比值。舉例來說，有一種治療方法，效果好且副作用小，它的「治療比」高；若治療效果很好但副作用也很高，其「治療比」就相對低。**「治療比」可以比喻為大家所熟悉的「CP 值」**，我們選購產品的性能越高，價錢越低，CP 值就會越高。

放療的「治療比」如圖 5-1 所示，左邊實線是腫瘤控制曲線（即療效曲線），右邊實線是組織器官傷害曲線（即副作用曲線）。臨床上，若給患者 A 照射劑量（A 虛線）可得到 90％的療效及 5％的副作用；若提高到 B 照射劑量（B 虛線）時，雖然

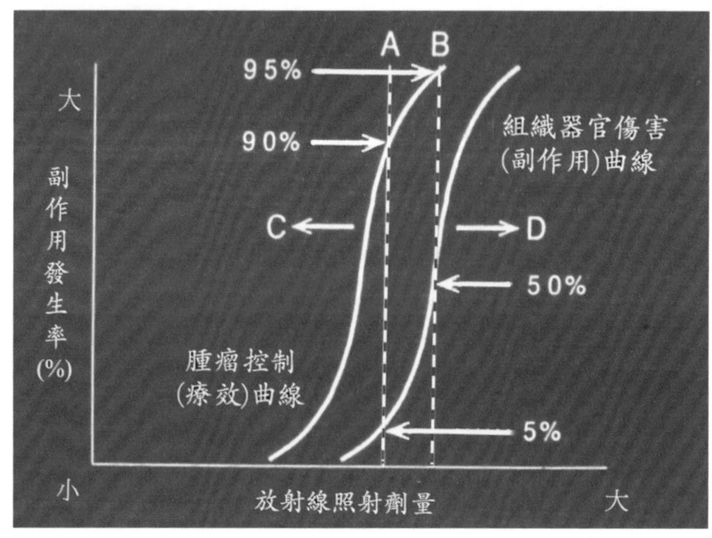

圖 5-1 放射線治療「治療比」是指治療效果（腫瘤控制曲線）與副作用（組織器官傷害曲線）之間的比值。「治療比」愈高，二條曲線間距愈大；反之，「治療比」愈低，二條曲線間距就愈窄。

療效由 90％提高到 95％，但副作用卻由 5％遽增至 50％，這樣付出的代價太高，「治療比」太低了。要如何增加「治療比」呢？圖示說明，我們可以將腫瘤控制曲線向左移動（C ←），組織器官傷害曲線向右移動（→ D），拉開二條曲線的間距，就是提高「治療比」。

要提高放療「治療比」的方法，可以從二方面著手：一是放射物理學方面，即發展高科技放射儀器設備，例如：3D 順形放射治療、輻射調控放射治療、CT 影像導引放射治療、光子刀、伽瑪刀、電腦刀及質子治療等，能精準殺死癌細胞，降低正常器官的輻射傷害；**二是輻射生物學方面，即應用輻射增敏劑來提高放療效果**。輻射增敏劑包括：癌症化學藥物、缺氧細胞增敏劑、含鹵元素的原始物（halogenated primitives）、抗癌中草藥或植物藥。臨床上使用輻射增敏劑有二個目的：（一）在正常器官可以接受的安全放射劑量之下，提高腫瘤對放射線的敏感性（即療效）；（二）在相同的放療效果之下，減少腫瘤照射劑量，降低正常器官的輻射傷害（即副作用）。

透過輻射增敏作用，讓放療更有效果！

什麼是「輻射增敏」呢？顧名思義就是增加癌細胞對放射線的敏感性。一般而言，當腫瘤長大到一定程度，因為血液供應的關係，腫瘤內部的癌細胞會因養分不足形成缺氧狀態（即「爛」細胞），導致對放射線不敏感而治療失敗。

臨床上，我們都是以低劑量化療藥物當作輻射增敏劑，與放療合併使用，可以增加治療效果。在第四章之「同步放化療，產生副作用時該怎麼辦？」章節中提到，同步放化療對局部瀰漫性頭頸癌的緩解率可高達 90％，若單獨放療則降為 70％左右。雖然二者合併治療效果好，產生副作用大（「治療比」中等），可是仍為目前中晚期癌症治療的標準方法之一。然而，即便合併治療，我的患者還是有許多腫瘤因缺氧細胞導致治療失敗的案例，見下圖 5-2 說明。

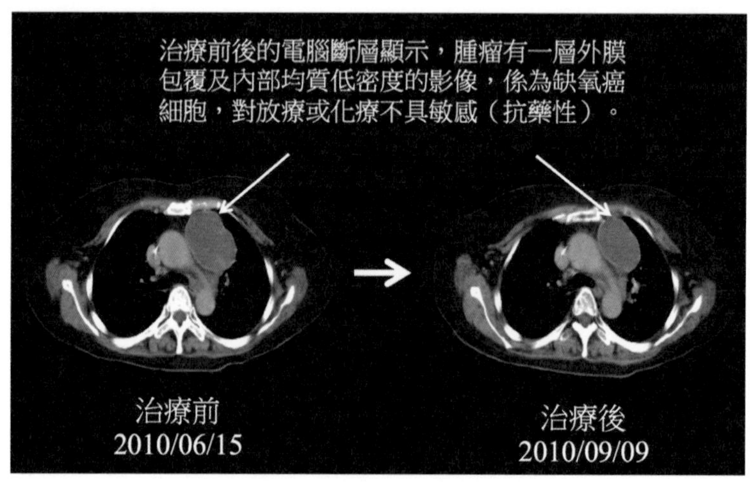

圖 5-2 轉移性縱膈腔惡性腫瘤經過三個月的同步放化療（CCRT），包括放療劑量 50 葛雷及 1.5 個月化療（卡鉑＋健澤）後，腫瘤治療反應不佳，療效評估為疾病穩定（stable disease）。

在現階段放射線合併化學藥物的療法中，如何再提高「治療比」，仍有許多努力的空間。**我個人認為：「從事任何研究，應改善人類的健康與生活為首要目標。」行醫多年來一直秉持著「基礎與臨床接軌，研究與服務並行」的宗旨，努力不懈。**以下是我個人與輻射相關的研究心得與成果，與大家分享，也提供給癌友或家屬參考。

基礎結合臨床之創新研發 -1：輻射增敏三黃瀉心湯

「三黃瀉心湯」原名「瀉心湯」，出自漢朝張仲景著《金匱要略》一書，記載：「心氣不足，吐血衄血，瀉心湯主之。」直到清朝沈金鰲所著《沈氏尊生書》，書中記載：「三黃瀉心湯，治狐惑。」（作者註：「狐惑病」是一種全身自體免疫疾病，主要表現是口腔及陰部的反覆潰瘍、皮膚假性毛囊炎、結節性紅斑、眼睛虹彩炎（葡萄膜炎）等，症狀多變難以診斷，就連狐狸都感到疑惑而得名。現代醫學認為是「貝西氏症」（Behcet's disease）。）又因該中藥複方由大黃、黃芩、黃連三味藥所組成，所以「三黃瀉心湯」名稱乃沿用至今。中醫臨床應用包括：三焦實熱、心氣不足、煩躁不安、上氣不眠、吐血衄血、腹部痞滿、實熱便秘等。這些證候相當於現代醫學之本態性高血壓、咯血、吐血、痔瘡出血、便秘、失眠等症狀。

「三黃瀉心湯對癌症放射療法的增敏作用之臨床評估」，是當年我服務於衛生署台中醫院（現改制為衛生福利部台中醫院）與中國醫藥大學合作，於 2001 ～ 2003 年獲得國科會（現改制為科技部）的二年研究計畫（NSC 92745P039001）。基礎研究在中國醫藥大學進行，臨床研究則在台中醫院執行。

在中國醫藥大學進行「三黃瀉心湯」基礎研究方面：體外試驗（*in vitro* study）發現三黃瀉心湯各主成分可抑制人類血癌細胞（HL60）的生長，並具加成毒殺作用；大黃的有效成分可誘發肺癌細胞凋亡（apoptosis）機制。體內試驗（*in vivo* study）證明三黃瀉心湯對 SCID 小鼠所誘導之肝癌、絨毛癌、腎癌動物模式，可抑制腫瘤生長速度，且對腎癌腫瘤有縮小情形。

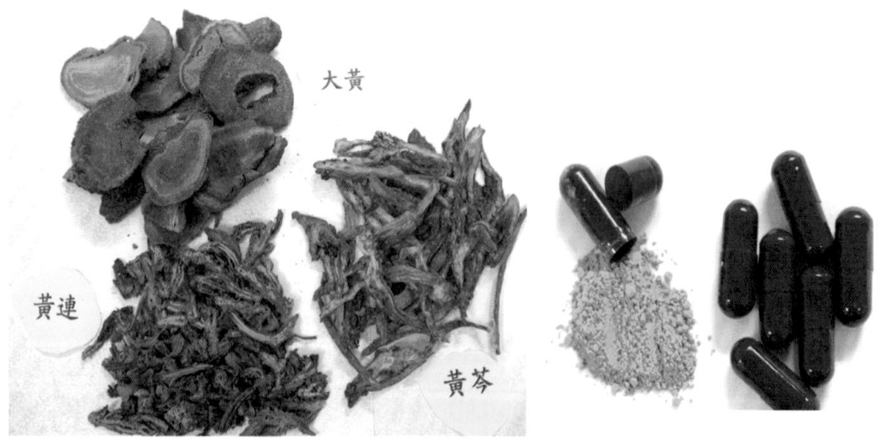

圖 5-3 三黃瀉心湯由大黃、黃芩、黃連三味中藥所組成，右圖為臨床試驗用藥「三黃瀉心湯」膠囊。

我在第三章之「『中西醫聯手治癌』雛形理念的實踐」章節中，提到有關癌症中藥輔助五種療法，包括：健脾理氣、扶正培本、滋補肝腎、清熱解毒、養陰生津等，「三黃瀉心湯」則屬於清熱解毒療法。接下來，我要介紹在台中醫院放射腫瘤中心執行臨床研究部分：

第一階段 2001 年 7 月～ 2002 年 1 月，收錄 31 例癌症患者，完成全部療程者有 22 例，第三、四期癌症 18 例（占 82%），中值年齡 63 歲，平均放射劑量 65 葛雷，每日服用「三黃瀉心湯萃取物」膠囊 9 公克；疾病包括：頭頸癌、食道癌、肺癌、子宮頸癌、膀胱癌、攝護腺癌、直腸癌等。本階段係以「放療合併三黃瀉心湯」單組（single arm）設計，以腫瘤緩解率為主要評估指標（endpoint）。實驗結果：放療合併三黃瀉心湯之腫瘤總緩解率高達 77%（有關緩解率的定義，請看第二章「緩解率，剛結束癌症治療後的療效評估」），治療前後的腫瘤大小變化，請見圖 5-4。

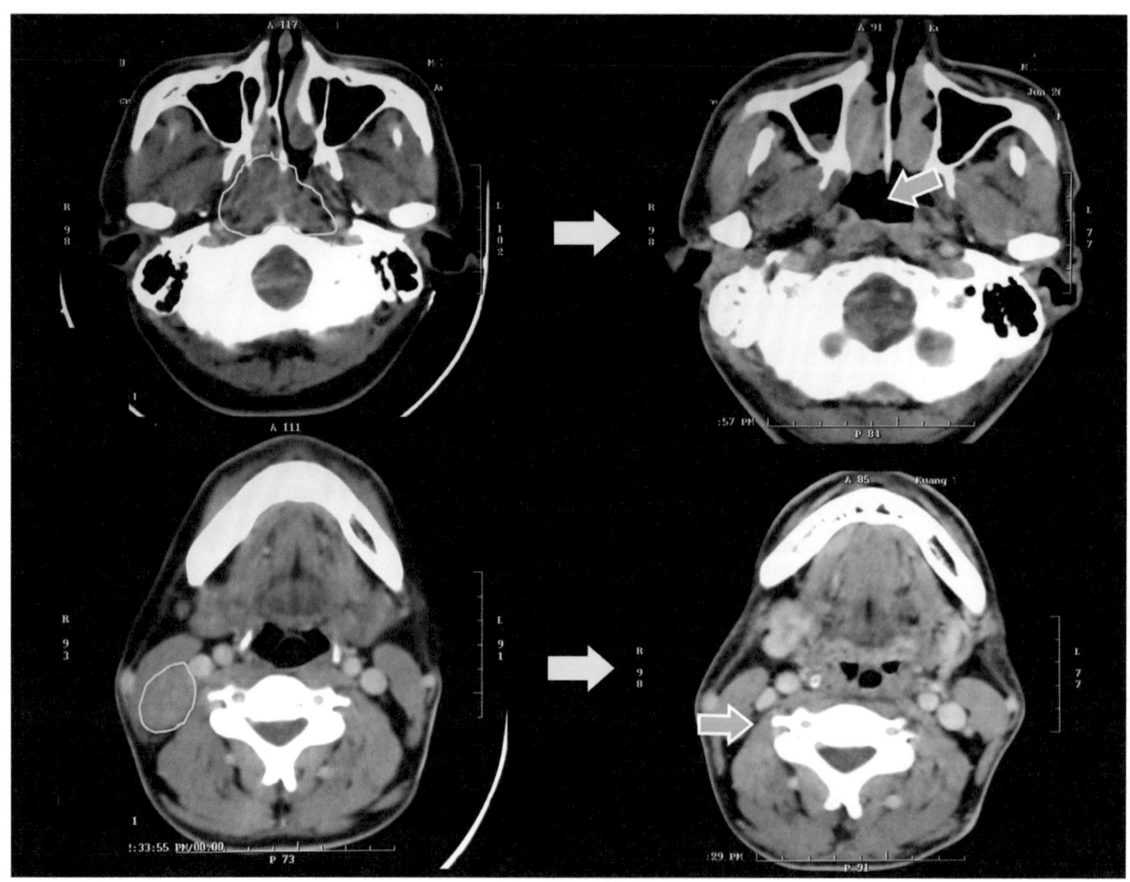

圖 5-4 中晚期鼻咽癌、肺癌、食道癌、直腸癌、膀胱癌等，在放射線合併三黃瀉心湯治療過程，腫瘤大小變化情形。

右側鼻咽癌病灶侵犯到左側及右頸部淋巴結轉移（黃色所框部位），經放療合併三黃瀉心湯療法後，腫瘤完全緩解（綠色箭頭所示）。

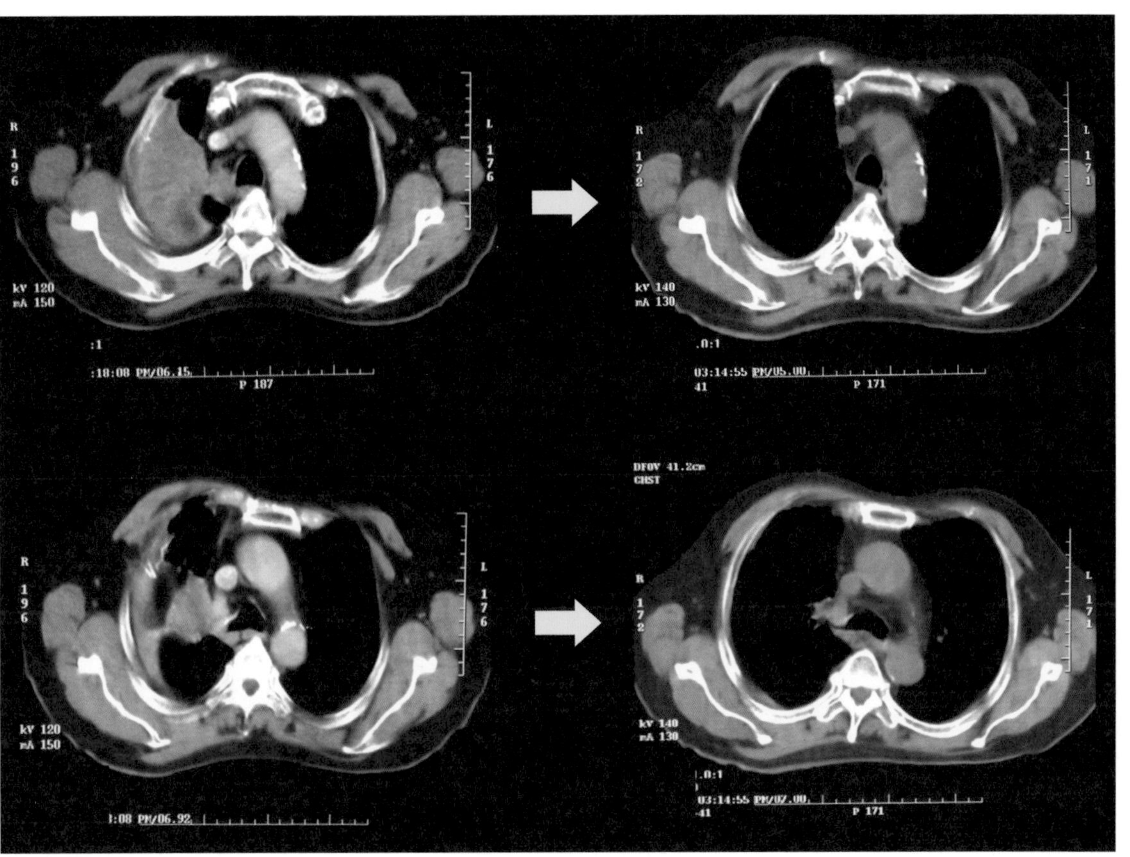

右上葉肺癌病灶併阻塞性肺炎（肺塌陷），經放療合併三黃瀉心湯療法後，腫瘤完全緩解且肺塌陷部分重新恢復。

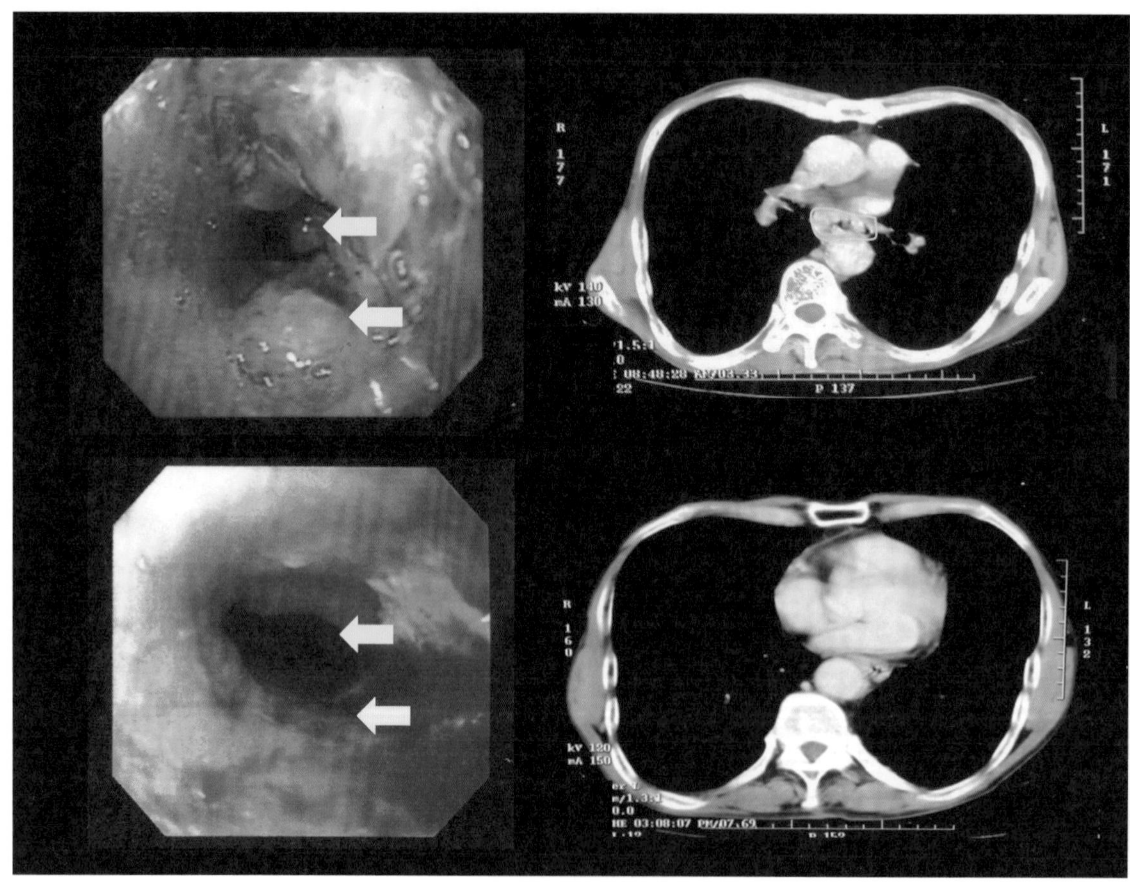

食道中段惡性腫瘤。左上圖是食道鏡看到腫瘤表面凸起，食道內徑只剩下不到 1/3 的空間，這時候患者會出現吞嚥困難的症狀；右上圖是電腦斷層相對應位置的腫瘤病灶（黃色線所框部位）。經放療合併三黃瀉心湯療法後，食道鏡及電腦斷層檢查，腫瘤消失只剩下食道表面出現粗糙的纖維化。

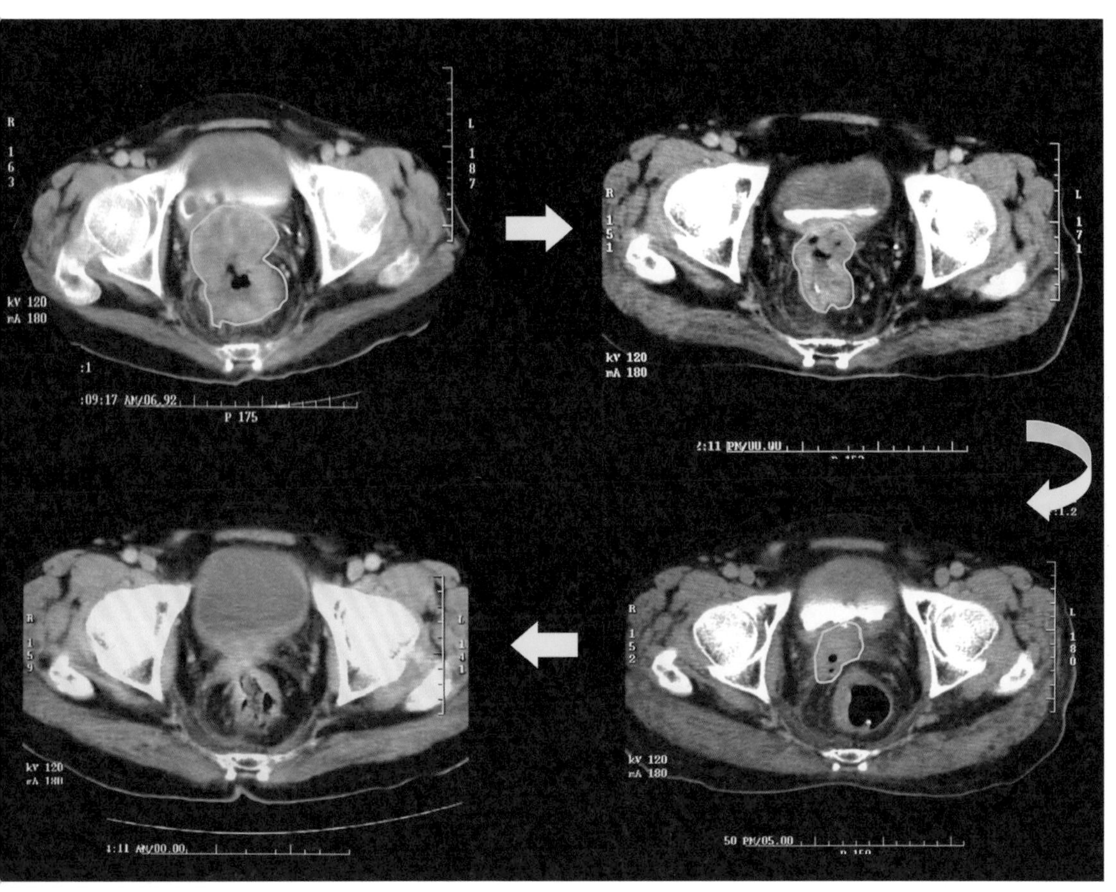

局部瀰漫性直腸癌壓迫鄰近膀胱。在放療合併三黃瀉心湯治療期間，腫瘤病灶（黃色線所框部位）變化情形，腫瘤完全緩解只剩下纖維化的殘跡。

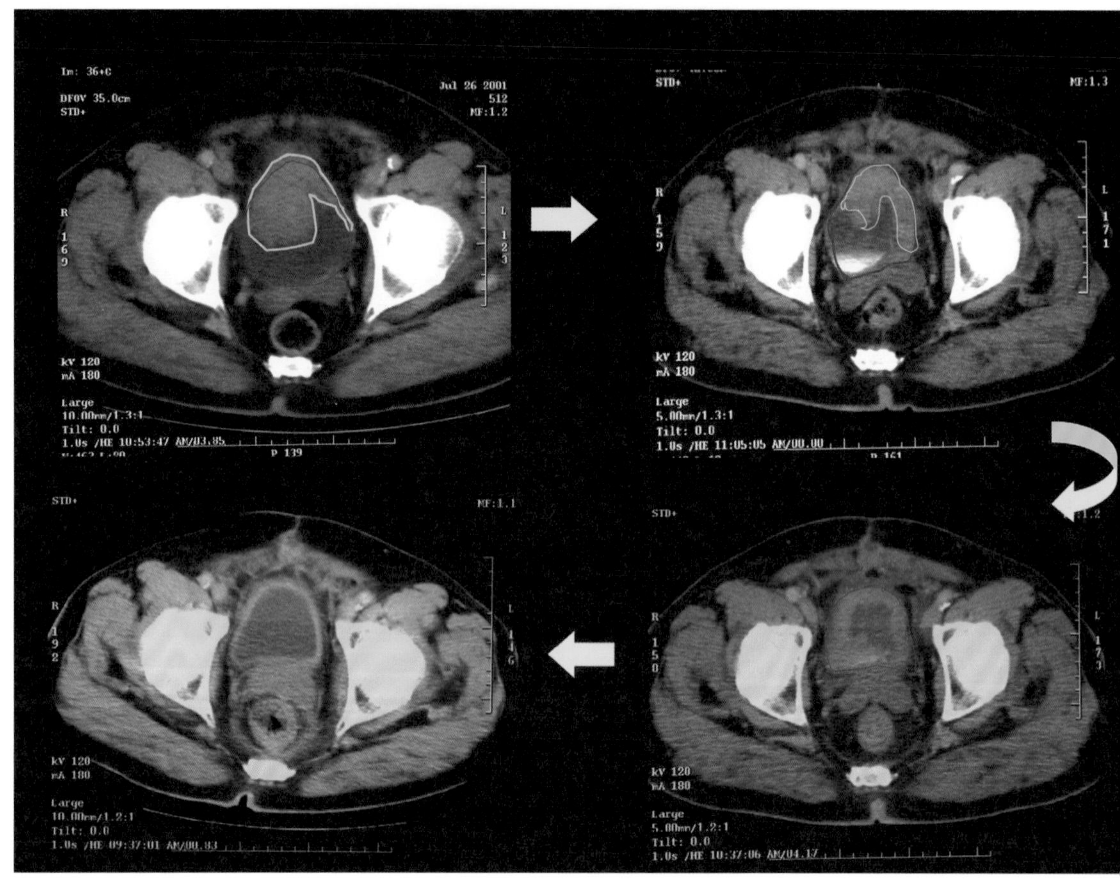

侵襲性膀胱癌，腫瘤病灶（黃色所框部位）已侵犯到膀胱壁外面（紅色線所框部位）。在放療合併三黃瀉心湯治療期間，腫瘤逐漸縮小，最後完全消失。

第二階段 2002 年 8 月 1 日～ 2003 年 5 月 31 日，共登錄癌病 61 例，完成療程者 47 例，第三、四期癌症 39 例（占 83%），中值年齡 64 歲，平均放射劑量 63 葛雷，三黃瀉心湯膠囊總共給予 331 週，平均每患者治療 7.1 週。癌症別：頭頸癌、食道癌、肺癌、肝癌、胰臟癌、子宮頸癌、直腸癌、軟組織肉瘤癌等。此階段係以隨機取樣分為實驗組（放療合併三黃瀉心湯）及對照組（單獨放療），實驗結果簡表如下：

表 5-1 癌症患者接受「放療合併三黃瀉心湯」及「單獨放療」之結果

	實驗組	對照組
腫瘤縮小比率（治療前、後比較）	63%	48%
腫瘤總緩解率（腫瘤 > 5 公分計）	83%	78%

此結果顯示，三黃瀉心湯具有輻射增敏效果。

在三黃瀉心湯治療期間，高達 91%患者有拉肚子的情況發生，依中藥性味分類，大黃屬大苦大寒藥物，其所含大黃素是導致腹瀉的主因。以中醫八綱辯證論治，「寒涼」治以「溫熱」藥物，我們發現有 45%患者只要服用乾薑就可以改善，其餘 55%仍需靠西醫止瀉藥才能控制症狀，尤其是接受腹部放射線照射的患者。

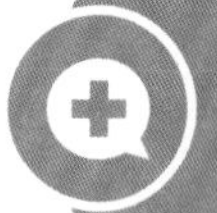

基礎結合臨床之創新研發 -2：輻射增敏五味子

記得 14 年前，我去順天堂藥廠台中廠參觀，當時王雪玲總經理專程從台北南下，事後送我 10 斤五味子，開始了我的五味子輻射增敏研究之旅。

《神農本草經》是現存最早的中藥學專著，成書於中國的秦漢時期。書中記載：「五味子，酸、溫，無毒。主益氣，咳逆上氣，勞傷羸瘦，補不足，強陰，益男子精。」故被列為上品藥。（作者註：上品藥為君，主養命以應天，無毒，多服久服不傷人，欲輕身益氣，不老延年者。屬於上品藥還有我們所熟知的人參、黃耆、甘草、枸杞、薏仁……，共 120 種。）為何稱為「五味子」呢？在唐朝《新修本草》一書中記載:「五味皮肉甘酸，核中辛苦，都有鹹味。」其語意是：五味子的皮跟肉吃起來有一點甜甜酸酸的，它的核有一種辛與苦味，都有鹹味等五種味道；又因入中藥的部份是果實（含種子）曬乾，所以被稱為「五味子」，見圖 5-5。

以現代營養學分析，五味子含有豐富的有機酸、維生素、類黃酮、植物固醇及木酚素（lignans），其生物活性主要是來自木酚素。在現代的藥理學發現五味子有下列作用：

1. **興奮中樞神經作用**：可以改善智力活動，提高工作效率。
2. **興奮呼吸中樞作用**：對嗎啡抑制呼吸有拮抗作用，也有鎮咳和祛痰作用。
3. **調整不正常血壓作用**：對循環衰竭者，有平衡血壓作用。

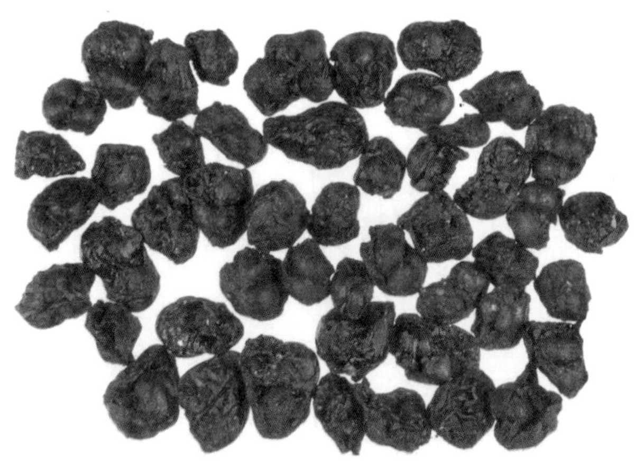

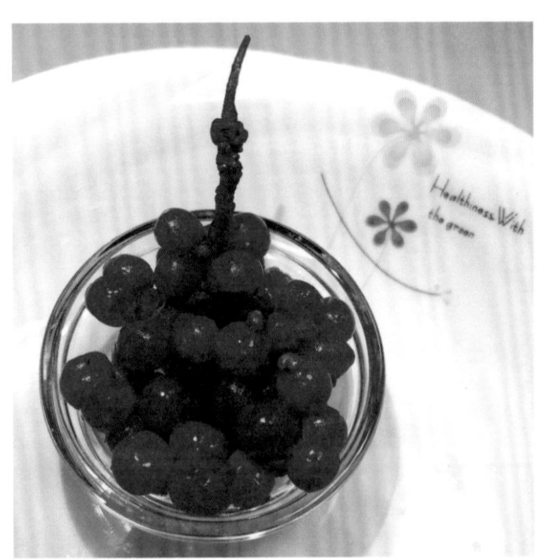

圖 5-5 上圖為中藥北五味子（曬乾），下圖為五味子果實（漿果）

4. **興奮子宮平滑肌作用**：有加強分娩的效果，協助產婦分娩。
5. **影響糖代謝作用**：可以促進肝糖分解，提高血糖跟乳酸的數值。
6. **保肝作用**：對四氯化碳誘導肝毒性，有明顯降低血清轉氨酶（GOT/GPT）的效果。

我們搜尋五味子文獻報告共 903 篇，與癌症基礎研究相關僅有 47 篇，都是探討五味子木酚素的單一活性成分，例如：五味子素、五味子乙素、去氧五味子素、五味子乙醇、五味子酯甲等，然尚未發現五味子與輻射增敏相關的研究報告。對大眾讀者來說，實驗室的數據是相當無聊且乏味，因此我們挑選一些容易了解的「看圖說故事」（其它較為艱澀內容，就省略）。茲介紹我在衛福部彰化醫院放射腫瘤中心與弘光科技大學腫瘤分子實驗室之體外、體內輻射增敏的研究成果。

我們將 MCF-7 乳癌細胞株加入不同濃度的五味子萃取物或化學藥物 adriamycin（俗稱「小紅莓」，是治療乳癌化療處方的主要藥物之一），再分別給予 2、4、6 葛雷三種照射劑量後，在二氧化碳培養箱 2 週，讓藥物、放射線與乳癌細胞充份作用並染色。由圖 5-6 之右上圖看到許多小藍點（每一個小藍點至少 50 顆癌細胞），稱之為「群落」（colony），數目愈多，代表乳癌細胞存活愈多。反之，群落數目愈少，則乳癌細胞死得愈多。我們看到照射 4、6 葛雷劑量的五味子萃取物或「小紅莓」培養皿中，其群落數目明顯減少，這是說明五味子萃取物及「小紅莓」比單獨放射線（控制組）殺死更多乳癌細胞，亦即能增強輻射線對乳癌細胞的傷害。從左下圖的乳癌細胞之存活與放射線劑量的關係來看，五味子萃取物 20 及 40 微克／毫升曲線（紅色及綠色）介於「小紅莓」1.25 及 2.5 微莫耳／毫升曲線（紫色及淺藍色）之間。**簡單的說，五味子萃取物的輻射增敏強度介於「小紅莓」高、低劑量之間**。

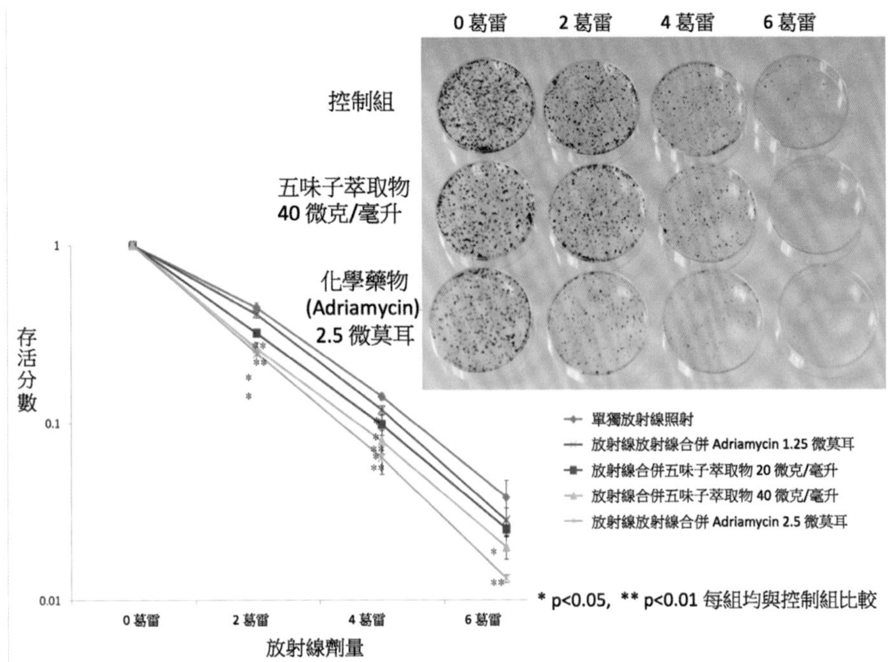

圖 5-6 五味子萃取物與化學藥物 adriamycin（小紅莓）對乳癌細胞株群落生長抑制的情形。右上圖每一個小藍點稱為「群落」，群落數目愈多，代表乳癌細胞存活愈多；群落數目愈少，則乳癌細胞死得愈多。左下圖為乳癌細胞存活曲線，曲線愈陡表示細胞死得愈多，輻射增敏效果愈好。五味子萃取物的輻射增敏強度介於「小紅莓」高、低劑量之間。

我在前面章節有數次提到「細胞凋亡」這個名詞，但沒有特別解釋它的意思。為了讓讀者能清楚了解下一個研究成果的圖片之前，必須先說明細胞凋亡的涵義。

細胞死亡有兩種方式：（一）受到外力作用導致「細胞壞死」，（二）開啟細胞內部「細胞凋亡」程式（又稱為「程序性細胞死亡」（programmed cell death）或「自殺性細胞死亡」（cell suicide））。細胞凋亡是多細胞真核生物的基本生理現象，例如：蝌蚪變成青蛙，尾巴細胞自行消失。人類胚胎第五週時，手與腳原有的「蹼」消失；當我們「登大人」後，胸腺退化；婦女停經後卵巢萎縮，退化成白體等，都是細胞凋亡的過程。細胞壞死與細胞凋亡在顯微鏡下有很大的不同，前者的細胞支離破碎，消弭於無形；後者的細胞皺縮，DNA 斷裂，形成凋亡小體。因此，許多科學家都在積極尋找好的藥物，開啟癌細胞內部的自殺程式，達到治癌的目的，這種邏輯很像是《孫子兵法》中「不戰而屈人之兵」的最高作戰指導原則。

細胞凋亡實驗：首先，將乳癌細胞株加入五味子萃取物 40 微克／毫升後，照射 20 葛雷劑量，經 72 小時作用，再以 Hoechst 33258 染劑進行細胞核染色，在螢光顯微鏡下可以觀察到 DNA 斷裂片段。圖 5-7，看到一顆顆藍色的是 MCF-7 乳癌細胞核，中間一顆細胞核皺縮，四周有許多 DNA 斷裂片段（箭頭→所示），就是凋亡小體。**這個實驗證明放射線合併五味子治療，可以開啟乳癌細胞內部的凋亡機制，增加乳癌細胞死亡，也就是說五味子具輻射增敏效果。**

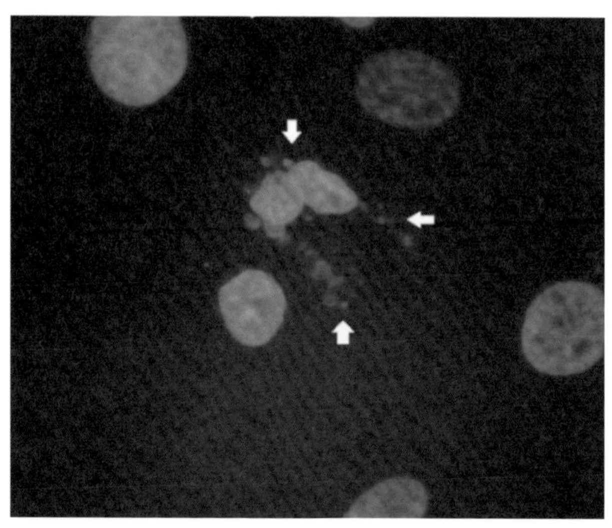

圖 5-7 乳癌細胞經五味子萃取物 40 微克／毫升合併輻射線 20 葛雷處置，在螢光顯微鏡下清楚看到凋亡細胞的 DNA 斷裂片段（箭頭→所示）。

接下來，我們也做了 HepG2 肝癌細胞株移植在裸鼠身上的實驗（體內試驗），來驗證五味子是否有輻射增敏效果。首先將一定數量的肝癌細胞接種在裸鼠大腿背部皮下，待腫瘤長到 0.6 cm^3 大小時，進行分組：控制組、五味子組、放射組、放射合併五味子組等 4 組，每組 6 隻。「五味子組」及「放射合併五味子組」每日餵食五味子萃取物 1 公克 / 公斤，共 28 天；「放射組」及「放射合併五味子組」在實驗的第一天，於移植腫瘤（transplantable tumor）病灶給予 10 葛雷照射劑量。我們每天觀察及記錄移植腫瘤大小變化，見圖 5-8；並於第 29 天摘取裸鼠標本，包括：移植腫瘤、內臟器官做病理組織切片及抽血生化檢驗等。各組腫瘤重量比較。圖 5-8 A 說明每一組腫瘤隨著時間逐漸成長，以「控制組」成長最快，其次是「五味子組」「放射組」，「五味子合併放射組」成長最慢。當各組腫瘤長到 0.6 cm^3 大小（虛線）所需的時間，分別是：「控制組」6 天，「五味子組」8 天，「放射組」16 天，「五味子合併放射組」28 天，時間愈長表示腫瘤生長遲緩（growth delay）愈明顯。「五味子合併放射組」的腫瘤生長遲緩為「控制組」的 4.7 倍，「五味子組」的 3.5 倍，「放射組」的 1.75 倍。圖 5-8 B 上圖顯示各組腫瘤大小照片，下圖是各組腫瘤平均重量，分別是：「控制組」2.08 ± 0.99 公克，「五味子組」1.82 ± 0.69 公克，「放射組」0.73 ± 0.27 公克，「五味子合併放射組」0.42 ± 0.17 公克。**從本實驗各組的腫瘤大小、生長遲緩、腫瘤重量等指標來看，「五味子合併放射組」腫瘤生長明顯受到抑制**（$p < 0.05$ **及** < 0.01）**，即五味子具輻射增敏作用**。

總結，我們的體外及體內研究結果，五味子萃取物對輻射增敏作用的分子生物學理論基礎，簡單說明如下：

1. 調控 p53、p21 的訊息表現，使細胞生長停滯在休止期（G0/G1）。（作者註：細胞生長停滯，表示癌細胞可能走向凋亡或 DNA 修護。）
2. 降低 DNA 修護蛋白（RAD50）的訊息，使癌細胞 DNA 的修護功能受到抑制，表示癌細胞往凋亡方向發展。
3. 誘導癌細胞走向細胞凋亡，經由下面路徑：

（1）增加「粒線體膜電位失落」，

（2）調升 Bax、caspase 3、caspase 9 凋亡蛋白的表現，

（3）調降 Bcl-2 抗凋亡蛋白的表現。

4. 阻斷 COX-2 路徑，抑制癌細胞增生，表示癌細胞生長受到抑制。

這些多年的研究成果，期待能進入臨床人體試驗，提供癌症放療患者多一種治療選擇，我分別親自拜訪國內五家中藥 GMP 大廠，尋求合作機會。但是這些大老闆們都比較保守，對於人體試驗興趣缺缺。雖然政府積極推動國內生技產業升級，但相關法規未能適時鬆綁，導致業界在投資效益的現實考量下，目前還無法帶動國內抗癌中草藥的臨床研究風氣。

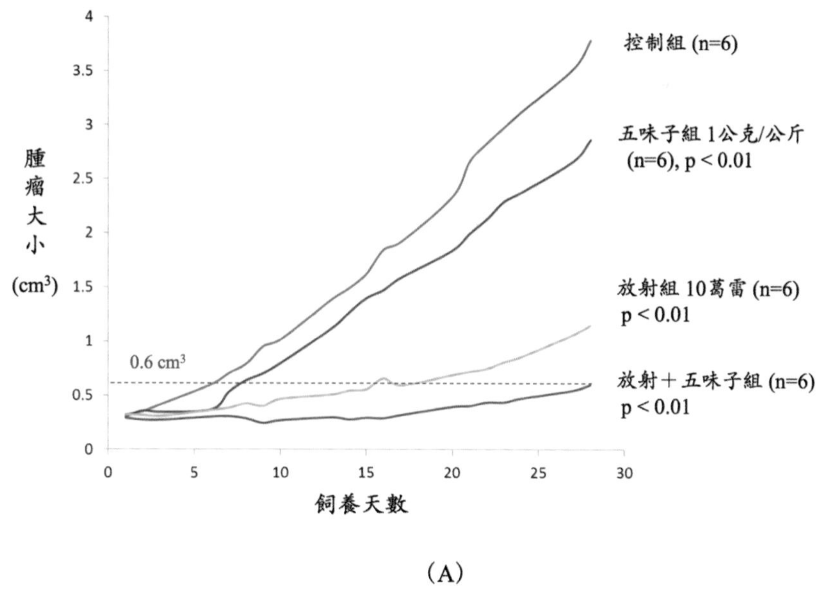

(A)

圖 5-8 裸鼠移植腫瘤生長情形。圖（A）說明各組腫瘤長到 0.6cm³ 大小所需時間分別是：「控制組」6 天、「五味子組」8 天、「放射組」16 天、「五味子合併放射組」28 天，時間愈長表示腫瘤生長愈慢。

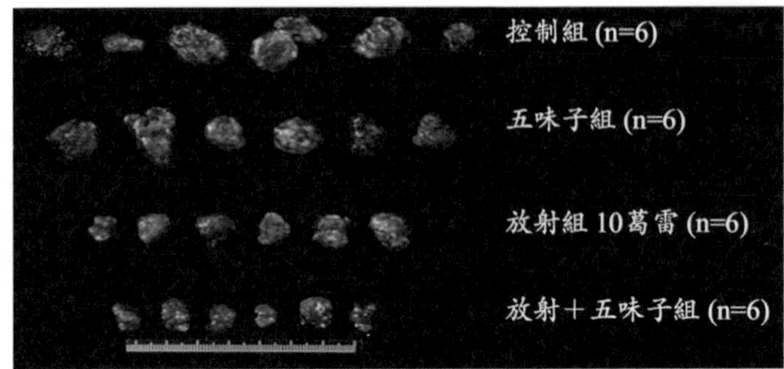

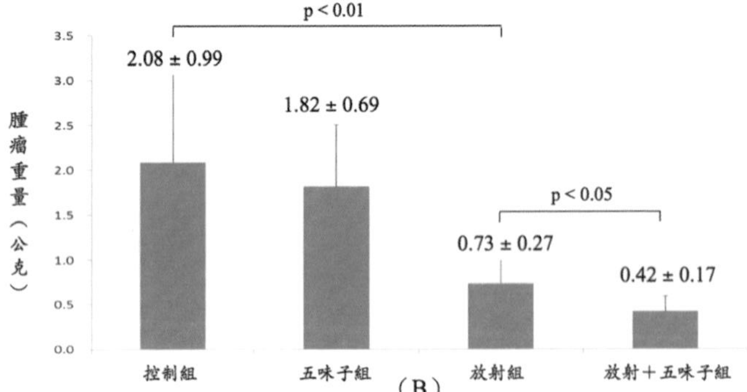

（B）

圖 5-8（B）顯示各組腫瘤平均重量分別是：「控制組」2.08 ± 0.99 公克，「五味子組」1.82 ± 0.69 公克，「放射組」0.73 ± 0.27 公克，「五味子合併放射組」0.42 ± 0.17 公克。

基礎結合臨床之創新研發 -3：輻射增敏茄紅素

有句廣告台詞是這樣說的：番茄紅了，醫師的臉就綠了！強調番茄對人體的好處。但番茄真的對人體這麼好嗎？對於癌症防治是不是有幫助呢？這些應該都是患者關心的重點。

事實上，番茄的確是很不錯的食物，其中含有茄紅素，茄紅素是一種天然色素，屬於類胡蘿蔔素家族（包括：胡蘿蔔素、茄紅素、花青素、視紫素、葉黃素……）的一員。雖然茄紅素以番茄為名，但並非只有番茄當中才有茄紅素，許多橙紅色的蔬果類都含有豐富的茄紅素，像是：南瓜、胡蘿蔔、紅西瓜、紅番石榴、葡萄柚、草莓、櫻桃、李子、木瓜、柿子等。

當茄紅素進入人體小腸，會在小腸中透過油脂和膽酸作用而溶解，經過小腸吸收之後進入血液中，然後運送到各個器官儲存，如：睪丸、肝臟、攝護腺、腎上腺、腎臟、脂肪和卵巢等。一般來說，人體當中的茄紅素含量會隨著年齡的增加而逐漸減少，所以年紀越大的人通常茄紅素含量也會下降，所以建議上了年紀的人要不斷地多攝取茄紅素，才能發揮茄紅素的功效。

從醫學文獻報導，茄紅素是一種強效抗氧化劑，具有降膽固醇、抗癌、抗粥狀動脈硬化、降低各種慢性疾病風險等作用，因此在預防癌症及心血管疾病方面扮演重要的角色。學者 Pohar 等人的研究報告指出，罹患攝護腺癌的病人與少吃番茄有明顯的關係，如果每月攝取 8 ～ 16 份番茄茄紅素的人，可以降低

15％攝護腺癌發生的機率。另一位學者 Martinez-Ferrer 等人在膳食茄紅素與大腸癌的研究中，發現茄紅素可以增加穀胱甘肽 -S-轉移酶（glutathione-S-transferase）的濃度，這個酶參與體內癌症代謝物解毒的作用。同時該研究團隊在雄性大鼠的實驗中，也發現茄紅素可以抑制大腸癌化過程中「啟始」和「增長」二個階段的進行（可參閱第二章「癌化三部曲與癌症防治」章節）。有關茄紅素進行第一～三期癌症臨床試驗的研究報告，我們將在第七章「『植化素』是 21 世紀的維他命，有益癌症防治！」中，再詳細介紹。

茄紅素有毒嗎？

我們實驗室向美國 ChromaDex 公司購買高純度茄紅素，以 MTT 方法進行乳癌細胞毒性試驗，如圖 5-9 所示，茄紅素在高達 40000 奈米莫耳（nM）濃度下，24 小時、48 小時及 72 小時的細胞存活曲線仍在 50％（IC50）以上，顯示茄紅素的細胞毒性非常低，也就是安全性很高的植化素。（作者註：科學家在初篩藥物有無發展潛力時，以能否將細胞存活曲線壓在 20％以下為判定標準，癌細胞存活曲線愈低，抗癌藥物毒殺能力愈強。）

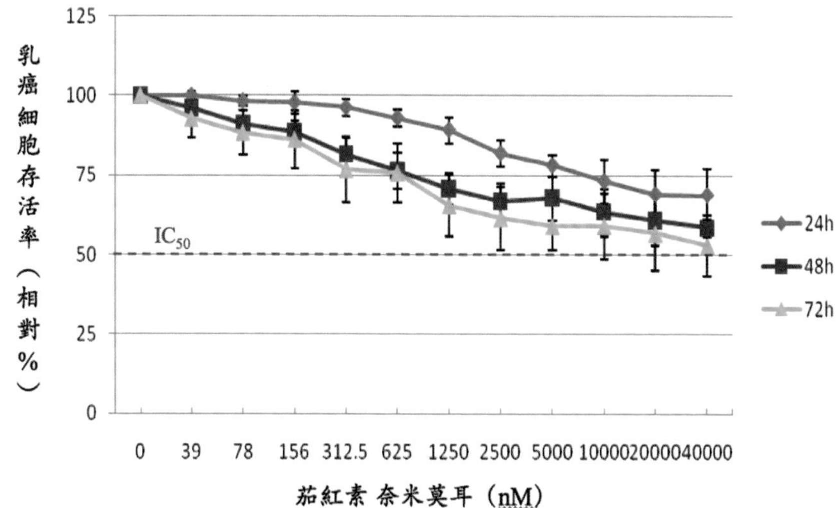

圖 5-9 茄紅素對 MCF-7 乳癌細胞株毒性試驗。在高達 40000 奈米莫耳（nM）濃度下，24 小時、48 小時及 72 小時的細胞存活曲線仍在 50% (IC_{50}) 以上，顯示茄紅素對乳癌細胞毒性低。

茄紅素如何促進輻射增敏？

利用西方墨點和流式細胞儀等方法，進行茄紅素對 MCF-7 乳癌細胞輻射增敏的分子生物學研究。茄紅素可以調升細胞「凋亡蛋白」BAX 及調降「抗凋亡蛋白」Bcl-2 的雙重表現，並促使粒線體釋放出「凋亡誘導因子」（apoptosis-inducing factor, AIF），當這些 AIF 進入細胞核內時，導致 DNA 斷裂而凋亡。其相互作用可由 131 頁簡式表示，讀者更容易清楚了解：

凋亡蛋白 BAX的表現量

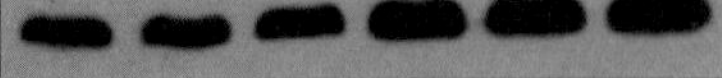

抗凋亡蛋白 Bcl-2的表現量

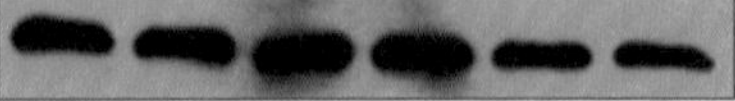

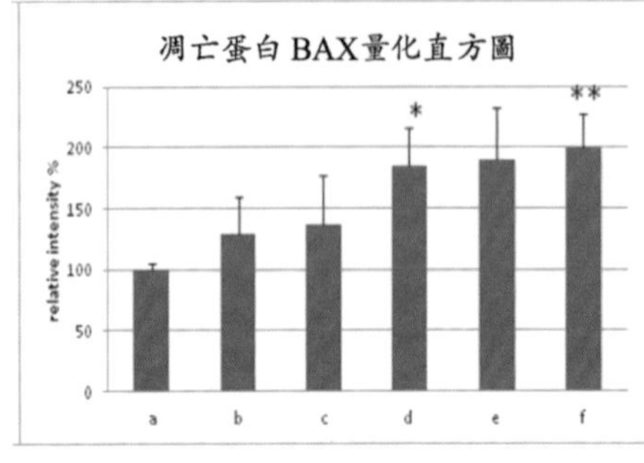

抗凋亡蛋白 Bcl-2量化直方圖

(A)

a：控制組，b：茄紅素10 微莫耳/毫升，c：茄紅素20 微莫耳/毫升，d：放射線 20萬雷，e：茄紅素 10 微莫耳/毫升＋放射線 20萬雷，f：茄紅素 20 微莫耳/毫升＋放射線 20 萬雷。* $p<0.05$，** $p<0.01$。

粒線體凋亡誘導因子的表現量

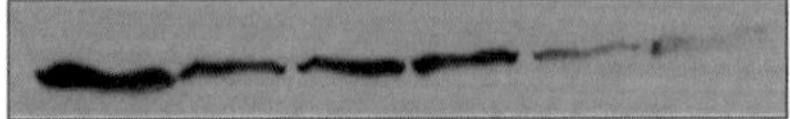

細胞漿凋亡誘導因子的表現量

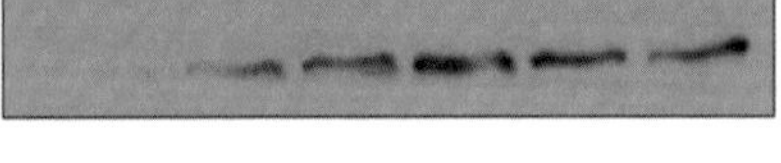

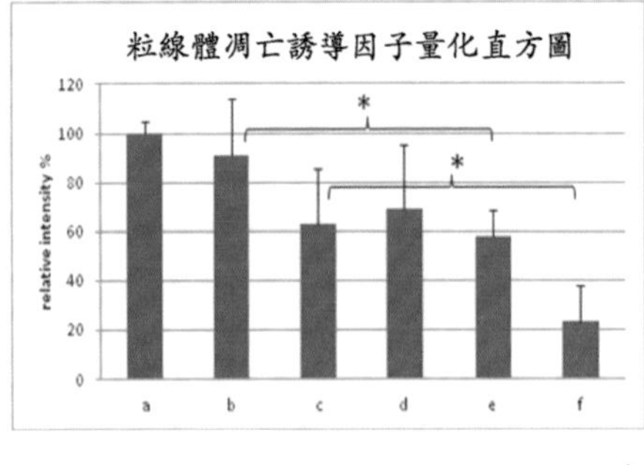

細胞漿凋亡誘導因子量化直方圖

(B)

a：控制組，b：茄紅素10 微莫耳/毫升，c：茄紅素20 微莫耳/毫升，d：放射線 20萬雷，e：茄紅素 10 微莫耳/毫升＋放射線 20萬雷，f：茄紅素 20 微莫耳/毫升＋放射線 20 萬雷。* $p<0.05$。

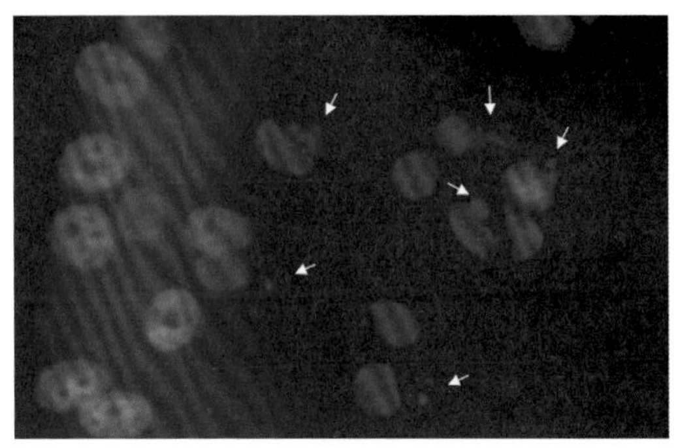

(c)

圖 5-10 茄紅素對乳癌細胞輻射增敏的分子生物學研究。

（A）左頁二圖為西方墨點法之蛋白質膠片，圖中顯示一條條帶狀是各種條件（a, b, c, d, e, f）所分離出之凋亡蛋白質及抗凋亡蛋白質，顏色愈寬愈黑，表示蛋白質愈多，我們稱之為「過度表達」（over expression）；下面二圖為重複三次分離蛋白質的統計及量化，以直方圖方式表現，上下圖可以互相對照。凋亡蛋白 BAX 表現量逐漸遞增，而抗凋亡蛋白 Bcl-2 表現量卻逐漸遞減，二者皆有統計差異，此說明茄紅素合併輻射線有促進乳癌細胞凋亡現象，即輻射增敏效果。

（B）圖顯示乳癌細胞凋亡誘導因子（AIF）在粒線體與細胞漿的變化，粒線體 AIF 表現量相對減少，而細胞漿 AIF 卻相對增加，此現象說明粒線體 AIF 跑進去細胞核內，破壞 DNA，導致乳癌細胞凋亡。茄紅素合併輻射線的 AIF 表現量均有明顯變化，具有統計上的差異。

（C）當凋亡誘導因子（AIF）進入乳癌細胞核內，造成 DNA 斷裂。圖中所示茄紅素 312.5 微莫耳／毫升合併輻射線 20 葛雷，再經 Hoechst 33258 染劑進行細胞核染色，我們在螢光顯微鏡下可清楚看到 DNA 斷裂片段（箭頭→所示），即細胞凋亡小體。

關於茄紅素對乳癌細胞的輻射增敏分生研究之結果，請見圖 5-10 A、B、C 說明。

簡式	茄紅素輻射增敏作用機轉：①提高「凋亡蛋白」和降低「抗凋亡蛋白」雙重效應 → ②粒線體釋放出「凋亡誘導因子（AIF）」→ ③ AIF 由細胞質進入細胞核內 → ④造成 DNA 斷裂 → ⑤導致細胞凋亡

「加油添醋再加熱，15 分鐘 100 度」才能吃到豐富的茄紅素

我們在家常吃番茄炒蛋，去餐廳沙拉吧吃小番茄常加一些醬汁，為什麼？除了口感之外，還有沒有其他營養學理論根據？引發了我進一步探討的動機。

我們實驗室同仁從超市買回來牛番茄切丁攪拌，分為水煮、沙拉二組，每一組再細分為「單獨番茄」「番茄＋油」「番茄＋醋」「番茄＋油＋醋」等四個小組。水煮加熱 100℃ 15 分鐘，再以分光度計檢測茄紅素相對含量，結果如圖 5-11 所示。

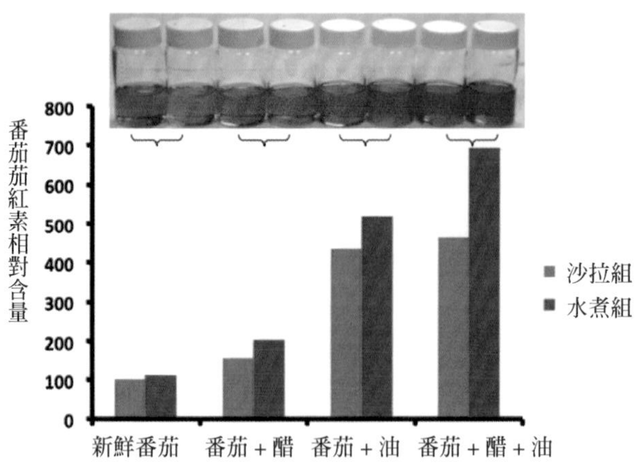

圖 5-11 不同烹飪方法所萃取出番茄茄紅素相對含量之比較。顏色愈深，茄紅素含量愈高，「番茄＋油＋醋」水煮組之茄紅素含量最高，比含量最低的「單獨番茄」沙拉組高出約 7 倍，其餘分別是「番茄＋油」水煮組約 5.2 倍，「番茄＋油＋醋」沙拉組 4.8 倍，「番茄＋油」沙拉組 4.3 倍等。

為什麼不同烹飪方法會得到不同的番茄茄紅素呢？因為茄紅素存在番茄的細胞壁，「加熱」可以破壞細胞壁，使之分離；「加醋」可以打斷（水解）茄紅素的化學鍵，使之容易游離出來；「加油」是因為茄紅素為親油性，容易溶解並提高身體的生物利用率（bioavailability）。

國外文獻報告，自然界中的茄紅素多以「反式異構物（trans isomer）」型式存在蔬果中，在烹煮的過程中會使「反式異構物」轉變成「順式異構物（cis isomer）」型式，進而增加體內的生物利用率。加熱溫度在 88℃～ 104℃，茄紅素濃度增加，若加熱時間超過了 15 分鐘，則茄紅素逐漸被破壞，濃度含量反而減少。

總結，如何才能吃到豐富茄紅素，**好記的口訣：「加油添醋再加熱，15 分鐘 100 度」**。

每日要吃多少含茄紅素的食物才夠？

我常被病人問：「賴醫師，茄紅素要吃多少才夠？哪裡可以買得到？」**根據美國癌症學會的資料顯示，每天攝取 30 毫克以下的茄紅素是安全無虞；又根據醫學文獻報告指出，有效的茄紅素補充品劑量每天必須至少 15 毫克，對於人體才有保護作用。**我告訴他們：「以我們的實驗數據換算，每天要吃 300 公克（半斤）番茄，且需『加油添醋再加熱，15 分鐘 100 度』烹飪方式，才能達到 15 毫克。」「如果你天天吃番茄，吃膩了！可以換成等重量的南瓜、胡蘿蔔、紅西瓜、葡萄柚、草莓、櫻桃、木瓜、柿子等富含茄紅素的蔬果。」又「『天然尚好』，如果可以的話，自行烹調所攝取到的茄紅素最好」。

【民眾教育宣導】

a）**教育一般民眾應多攝取含茄紅素之食物，例如番茄、胡蘿蔔、櫻桃、西瓜等，建立飲食防癌的觀念。**

b）**教育乳癌患者接受放射線治療期間應多攝取含茄紅素之食物，以增加放射線治療的敏感性。**

【賴醫師的私房菜】我內人每天早上準備一份茄紅素蔬果汁，提供各位讀者參考，食材如圖 5-12 所示。首先將富含茄紅素的番茄、南瓜、胡蘿蔔蒸熟（沒用完可以放在冰箱冷藏），再加含油脂的乾果類，如腰果、芝麻等，加適量熱開水，放入果汁機以高速運轉 30 秒，即成。

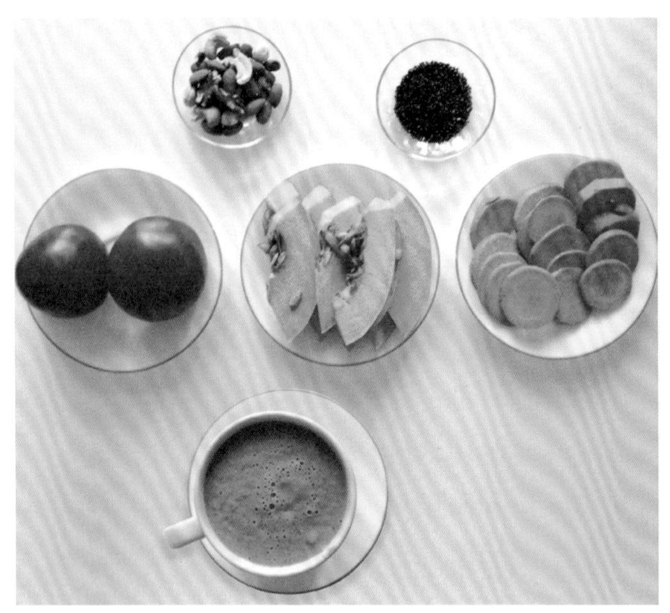

圖 5-12 茄紅素蔬果汁食材包括：番茄、南瓜、胡蘿蔔、腰果、芝麻。

基礎結合臨床之創新研發 -4：提升免疫能力及改善生活品質的沙參麥冬湯

在第四章的「同步放化療，產生副作用時該怎麼辦？」章節中提到，癌症患者在接受放射及化學藥物治療中，常會出現嘴破、脾土不開、體力虛弱等副作用，嚴重可能導致療程中斷。

我在 2003 年底～ 2004 年間與中國醫藥大學、沙鹿光田綜合醫院之院際間合作，進行「『沙參麥冬湯』對放射線治療中癌症病患血中抗氧化及調節免疫功能之臨床評估」，這是衛生署中醫藥委員會（現改制為衛生福利部中醫藥司）的委託研究計畫（CCMP 92-RD-026）。

「沙參麥冬湯」出自清代溫病學家吳鞠通所著的《溫病條辨》之《上焦篇・秋燥》中所記載：「燥傷肺胃陰分，或熱或渴者，沙參麥冬湯主之。」以現代醫學的觀點來看，很像是呼吸道疾病後期的症狀，例如身熱、乾咳不已、口乾舌燥而渴等，可以用沙參麥冬湯來醫治。在中醫的觀點，認為放射線是熱性物質，所以會出現「燥熱」副作用，因此可以選擇「清熱解毒」及「養陰生津」中藥調理；「沙參麥冬湯」方劑中之天花粉、桑葉的中藥性味屬於清熱解毒，而沙參、麥門冬、玉竹等則屬於養陰生津的作用（請見第三章之「『中西醫聯手治癌』雛形理念的實踐」章節）。

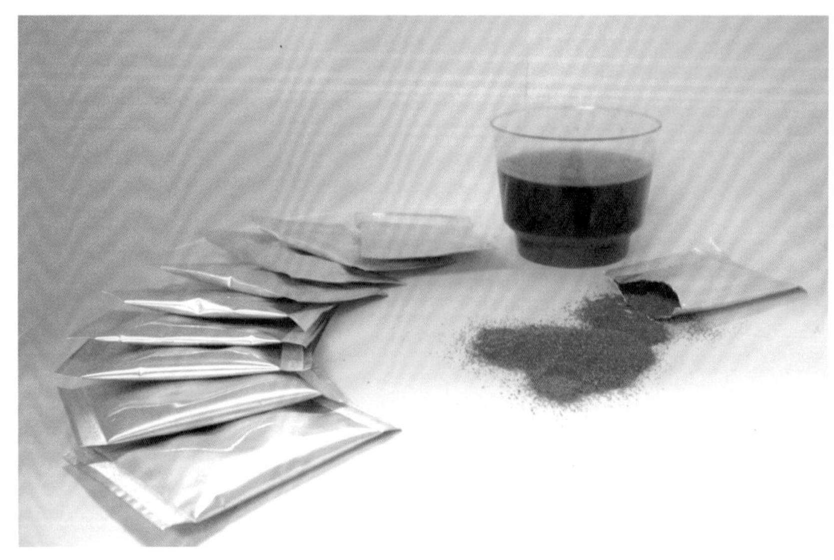

圖 5-13 臨床試驗用藥「沙參麥冬湯」粉末。

2001 年中國大陸文獻發表「沙參麥冬湯治療放射性口腔乾燥症」報告，而我們的研究方向是癌症病患的免疫功能調解和生活品質改善，二者的評估指標及實驗目的有所不同。

2003 年 9 月 1 日～ 2004 年 3 月 27 日，我們共收錄了 54 例癌症患者，完成全部療程者 42 例，第一期 6 例、二期 9 例、三期 14 例、四期 9 例、未明期別 4 例；男：女＝ 15：27，中值年齡 57 歲；癌症別：頭頸癌、食道癌、肺癌、乳癌、胃癌、肝癌、胰臟癌、子宮頸癌、膀胱癌、攝護腺癌、大腸直腸癌等。實驗組（沙參麥冬湯組）22 例，對照組（安慰劑組）20 例，參與實驗者每次服用一包約 3 公克，一日三回，共 11 週，平均放射線劑量 54 葛雷，平均化學治療 4 週。

臨床試驗結果簡化成下頁表 5-2 說明。

臨床試驗的結論是：「沙參麥冬湯」對接受放療或化療的癌症病人，可提高淋巴球數目、增強免疫功能及提高生活品質等三項指標；但對患者血中「SOD」超氧化岐化酶的活性沒有明顯增加，即對血中抗氧化作用能力無顯著差異。

表 5-2 沙參麥冬湯對免疫功能調解和生活品質改善之臨床試驗

	實驗組（n=22） （沙參麥冬湯）	對照組（n=20） （安慰劑）	統計 （P值）
淋巴球數目 增加案例數	19 例（86.4%）	8 例（40%）	0.002
淋巴球 平均數目	治療前 505.86 ± 309.97 治療後 835.41 ± 356.84 （p = 0.001）	治療前 692.25 ± 399.26 治療後 650.00 ± 329.29 （p = 0.739）	0.097 0.089
CD4 / CD8 ＞ 1 增加案例數	5 例（83%）	2 例（33%）	0.023
SOD 活性	20.6 ± 2.9 mU/mL	23.9 ± 2.6 mU/mL	0.348
生活品質	治療前 1.56 ± 0.10 治療後 1.26 ± 0.05 （p = 0.00）。 核心指標：情緒、疲倦、噁心嘔吐、失眠、食欲不振等症狀及整體生活，均有明顯進步。	治療前 1.55 ± 0.09 治療後 1.51 ± 0.10 （p = 0.42）。	

（作者註：「CD4」是輔助 T 細胞，代表身體的免疫力；「CD8」是細胞毒性 T 細胞；「CD4 / CD8」比值是代表身體免疫調節指標，正常者＝1.4～2.0，愛滋病患者通常＜0.5。「SOD」超氧化歧化酶，是清除自由基的一種酵素。「p」是統計學用詞，p ＜ 0.05 表示「有」顯著差異，p ＞ 0.05 則「無」。）

第六章

癌症治療期間，正確的飲食與作息

我在第四章「進行癌症治療前，病患該有的六個正確觀念」中提到「營養很重要」。因為癌症是一種消耗性疾病，癌細胞會分泌一種名為「前發炎細胞間素」的物質，導致體內的蛋白質、醣類、脂肪加速分解；癌細胞的新陳代謝速率很快，加上癌症治療本身包括手術、放療及化療等，也會消耗身體一定的熱量等因素影響，患者就要比平常多攝取 20% 熱量，才足以克服癌細胞及治療本身的能量消耗。

我最怕聽到患者告訴我：「回家我會盡量吃！」其實這一句話是白說了。雖然給了患者增進食欲的藥，但下星期病人回診，還是老樣子，吃得少，體力差，他們真的不知道要怎麼吃熱量才夠。臨床醫師也往往著重在癌症治療，而較疏於關於患者的營養攝取。本章節我們將告訴癌友及家屬，建立癌症治療期間的營養評估、營養治療、運動與生活作息等正確觀念，讓患者的療程能夠順利完成。

癌症治療期間，隨時自我監控營養狀態！

癌症惡病質（cancer cachexia）是指癌症末期患者發生持續性骨骼肌質量減少，傳統營養支持仍不能完全逆轉，導致進行性功能障礙。簡單的說，患者即使在傳統的營養補給下，身體仍持續消瘦，引起全身機能逐漸衰竭的現象，這是不可逆轉的代謝消耗綜合症候群。**臨床上，患者在未發生這種不可逆轉的癌症惡病質之前，若有足夠的營養攝取，還是有機會把病人拉回來的。**

我個人認為，「癌症治療效果」與「癌症營養需求」二者對癌症患者來講同樣重要。因此，癌症治療期間病人的營養狀態就要仔細評估與追蹤，以避免出現「不可逆轉」的情況發生。營養評估有許多方法，包括：體重測量法、體脂肪貯存法、體細胞質量法、檢測內臟器官蛋白質狀態、檢測蛋白質分解代謝（catabolism）、計算蛋白質淨利用率（net protein utilization）及測量體能狀態（physical activity level）等。以下介紹三種簡單易行的營養評估方法，讀者可以自我監控營養狀態。

1. **「體重測量法」是最簡單的方法**。假使你每天減少 500 大卡熱量攝取，連續一週則少掉 3500 大卡，約相當於 0.5 公斤的體重。所以癌症治療期間，患者每週秤量體重是非常重要的。如果你的體重掉了 0.5 公斤，每日需額外增加 500 大卡熱量食物；如果掉了 1 公斤，則每日需額外增加 1000 大卡熱量，以此類推。
2. **「體脂肪貯存法」也是常用的方法之一**。它是用一種特殊的體脂夾（見下頁圖 6-1）測量手臂肱三頭肌皮下脂肪厚度（triceps skinfold thickness, TSF），兩次測量不可超過 2 毫米（mm）誤差。國人肱三頭肌皮下脂肪厚度依各年齡層不同而有所差異（見表 6-1），皮下脂肪厚度值介於 25% ～ 75% 為正常值，大於 97% 為肥胖，小於 3% 為消瘦。

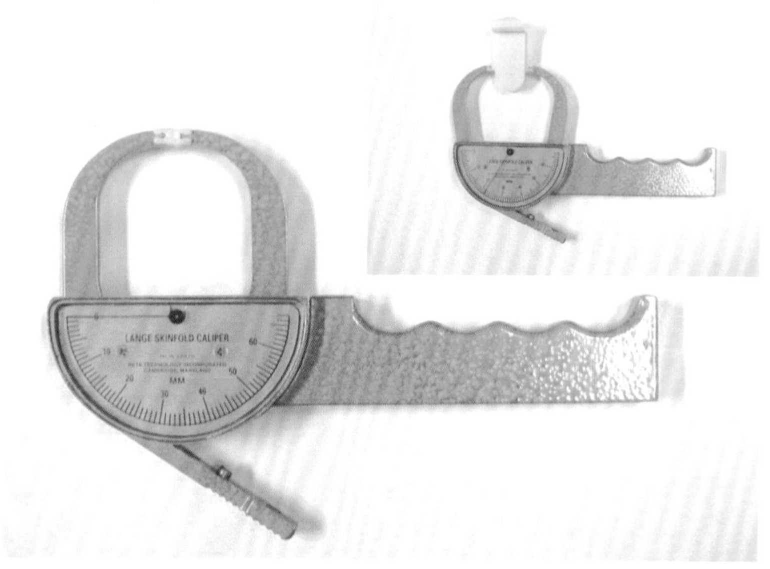

圖 6-1 體脂夾

3. **檢驗「內臟器官蛋白質」狀態**。可以請你的醫師幫忙開立抽血單，檢驗血紅素、網狀紅血球計數（reticulocyte count）、白蛋白（albumin）、運鐵蛋白（transferrin）等（見表 6-2），很快就可以略知自己的營養狀態。

表 6-1 國人肱三頭肌皮脂厚度百分位表

判讀：百分位值。正常：25% ～ 75%，> 97% 為肥胖，< 3% 為消瘦。

性別	男性							女性						
百分位 / 年齡	3%	10%	25%	50%	75%	90%	97%	3%	10%	25%	50%	75%	90%	97%
20~29	2.6	5.1	6.9	9.5	13.5	18.6	24.6	9.2	11.9	15.1	19.1	23.4	27.5	33.6
30~39	4.3	6.2	8.4	12.6	17.8	24.2	29.9	9.4	13.3	16.9	21.7	27.0	32.9	40.5
40~49	4.0	6.0	8.6	12.7	18.5	23.3	31.7	11.1	14.7	18.8	23.6	29.6	34.6	41.5
50~59	5.1	6.4	9.1	12.5	17.8	22.8	30.2	8.9	12.1	17.0	22.3	28.6	35.8	40.9
60~69	4.5	6.1	8.3	11.4	15.9	21.4	27.8	8.4	10.5	14.7	20.1	27.2	32.6	42.1
>70	3.9	5.6	7.6	10.4	14.3	20.3	26.9	5.5	8.7	12.9	18.2	23.1	28.5	35.0

表 6-2 「內臟器官蛋白質」檢驗項目及正常值範圍

項目	正常值	備註
血紅素	男 13 ～ 17 g/dl 女 12 ～ 15 g/dl	癌症是消耗性疾病，通常都是偏低的貧血狀態。
網狀紅血球計數	0.5 ～ 1.5%	評估骨髓對紅血球製造的功能
白蛋白	3.5 ～ 5.5 g/dl	反映 3 週內的營養狀態
運鐵蛋白	男 65 ～ 175 ug/dl 女 50 ～ 170 ug/dl	反映 1 週內的營養狀態

癌症治療期間，熱量計算需要「斤斤計較」！

我常對病人說：「治療期間營養要顧好，熱量計算要『斤斤計較』！」為什麼呢？因為患者的營養很重要，每天飲食熱量需求要精準到位，才有體力面對治療，才能有效地對抗癌症。

世界衛生組織建議以「身體質量指數（Body Mass Index, BMI）」來衡量身體肥胖程度，其計算公式：

$$\text{BMI} = \frac{\text{體重（公斤，kg）}}{\text{身高}^2\text{（公尺}^2\text{，m}^2\text{）}}$$

國民健康署建議我國成人，BMI **應維持在** 18.5（kg/m^2）～ 24（kg/m^2）**，**BMI < 18.5 **為體重過輕，**BMI **介於** 24 ～ 27 **為過重，**27 ～ 30 **為輕度肥胖，**30 ～ 35 **為中度肥胖，**> 35 **為重度肥胖。**

癌症治療期間，患者每天熱量需求有很多計算公式，但我比較喜歡用簡單的 BMI 指數計算，茲介紹如下：

- 標準 BMI 者，每天熱量攝取每公斤體重 25 ～ 30 大卡；久坐少動者可稍減至 22 ～ 25 大卡。
- BMI < 18.5 或中等程度虛弱需增加體重者，每天熱量可以提高到每公斤體重 30 ～ 35 大卡。
- BMI < 16 或極度虛弱、消瘦（marasmus）及營養吸收不良者，每天熱量可以調升至每公斤體重 35 ～ 40 大卡。

- BMI ＞ 30 肥胖者，每天熱量攝取可以調降至每公斤體重 19 ～ 21 大卡。

我們舉一個案例說明：有一位體重 70 公斤身高 160 公分的胃癌患者，在接受手術後的放化療期間，食欲不振，體重驟降至 45 公斤，請問該患者每天熱量需求應如何計算？

熱量需求的計算方法依序如下：

1. 計算患者原來的 BMI ＝ $70 \div (1.6)^2$ ＝ 27.3，為體重過重。
2. 計算患者目前的 BMI ＝ $45 \div (1.6)^2$ ＝ 17.6，為體重過輕，需增加體重。
3. 計算目前每天熱量需求＝ 45 × (30 ～ 35) ＝ 1350 ～ 1575 大卡（以 1500 大卡方便計算）。
4. 若未來患者的標準 BMI 設定為 20，則理想體重＝ $20 \times (1.6)^2$ ＝ 51.2 公斤。
5. 則患者的體重要增加＝ 51.2 － 45 ＝ 6.2 公斤。
6. 在癌症治療期間，以每天額外補充 500 大卡熱量，每週增加 0.5 公斤體重為目標。則患者每天的熱量需求＝ 1500 + 500 ＝ 2000 大卡，需為時 3 個月的營養治療，才能把體重補回來。

癌症治療期間，飲食需要「三大營養素」兼備！

根據國健署「每日飲食指南」建議，合宜的三大營養素熱量比例是：蛋白質 10% ～ 20%，**脂質** 20% ～ 30%，**醣類（碳水化合物）**50%～60%。如何將每日熱量需求，換算為三大營養素呢？我們再以上面的案例說明之。

熱量／營養素的換算方法依序如下：

1. 患者於癌症治療期間每天熱量需求為 2000 大卡，則三大營養素熱量佔率：

   蛋白質熱量＝ 2000 × (10% ～ 20%) ＝ 200 ～ 400 大卡（以 260 大卡方便計算）。

   脂質熱量＝ 2000 × (20% ～ 30%) ＝ 400 ～ 600 大卡（以 540 大卡方便計算）。

   醣類熱量＝ 2000 × (50% ～ 60%) ＝ 1000 ～ 1200 大卡（以 1200 大卡方便計算）。

2. 三大營養素在體內燃燒（氧化作用）所產生熱量分別是：蛋白質每公克 4 大卡、脂質每公克 9 大卡、醣類每公克 4 大卡，計算每日所需三大營養素攝取量為：

   蛋白質攝取量＝ 260 ÷ 4 ＝ 65 公克。

   脂質攝取量＝ 540 ÷ 9 ＝ 60 公克。

   醣類攝取量＝ 1200 ÷ 4 ＝ 300 公克。

食物三大營養素，以「份量」作為計算單位

1. 一種食物不是只有單一個營養素而已，它還包含其他營養素，例如我們吃的瘦肉有蛋白質、脂質、醣類還有水分等；也就是說，65 公克蛋白質≠ 65 公克瘦肉。因此，營養師對患者的飲食衛教都以「份量」做計算單位，不同食物的「份量」，所含營養素的重量也不同，以 45 公克重量的梅花肉為例，它含有：

   「1 份」蛋白質約 7 公克，即每天需求 65 ÷ 7 ＝ 9.3 份蛋白質。

   「1 份」脂質約 10 公克，即每天需求 60 ÷ 10 ＝ 6 份脂質。

   如果我們一天吃掉了 270 公克（約 7 兩重）梅花肉，相當於同時攝取了「6 份」蛋白質和「6 份」脂質；剩下不夠約「3 份」蛋白質（約 20 公克），可以從其他食物方面攝取，例如：1/4 碗米飯含蛋白質 2 公克、260 毫升豆漿含蛋白質 7 公克、半斤蔬菜含蛋白質 3 公克，以此類推。

2. 各種醣類（碳水化合物）食物的「份量」，所含醣類營養素的重量也不同，例如：

   「1 份」乳品類（1 杯 240 毫升鮮奶）含 12 公克醣類。

   「1 份」五穀根莖類（1/4 碗米飯＝ 1/2 碗湯麵＝ 1/2 片全麥土司）含 15 公克醣類。

   「1 份」蔬菜類（可食部分生重約 100 公克）含 5 公克醣類。

   「1 份」水果類（可食重量約 100 公克）含 15 公克醣類。

   如果我們每天各均衡攝取「1 份」乳品類、「1 份」五穀

根莖類、「1 份」蔬菜類、「1 份」水果類等食物，則每天需求 300 ÷（12 + 15 + 5 + 15）＝ 6.4 份醣類。

各類食物之間，可以用「份量」進行「代換」

我們常云：「民以食為天」「吃飯皇帝大」，這說明飲食的重要性。每個人的舌尖味蕾不同，口味習慣也不同，尤其是癌症患者在治療期間，常常發生味覺改變而影響食欲。「我以前很喜歡吃爌肉飯，但現在聞到這個味道，就很想吐……」或「我以前比較喜歡重口味，現在都改吃清淡一點……」我常聽到病人這樣跟我說，**我也常告訴他們：「時常更換食材、改變烹飪方式，可以增進食欲。」**各類食物如全穀雜糧類、豆魚蛋肉類、乳品類、蔬菜類、水果類、油脂與堅果種子等六大類，在維持原有「份量」營養熱量，彼此間可以進行「食物代換」，見表 6-3。患者可以自由選擇喜歡的食物。

表 6-3 六大類「食物代換份量」表
（資料摘自：國健署「每日飲食指南」，2018 年 3 月新版）

全穀雜糧類 1 碗（碗為一般家用飯碗、重量為可食重量）
＝糙米飯 **1 碗**或雜糧飯 **1 碗**或米飯 **1 碗** ＝熟麵條 **2 碗**或小米稀飯 **2 碗**或燕麥粥 **2 碗** ＝米、大麥、小麥、蕎麥、燕麥、麥粉、麥片 **80 公克** ＝中型芋頭 **4/5 個（220 公克）**或小蕃薯 **2 個（220 公克）** ＝玉米 **2 又 1/3 根（340 公克）**或馬鈴薯 **2 個（360 公克）** ＝全麥饅頭 **1 又 1/3 個（120 公克）**或全麥土司 **2 片（120 公克）**
豆魚蛋肉類 1 份（重量為可食部分生重）
＝黃豆 **（20 公克）**或毛豆 **（50 公克）**或黑豆 **（25 公克）** ＝無糖豆漿 **1 杯**＝雞蛋 **1 個** ＝傳統豆腐 **3 格（80 公克）**或嫩豆腐**半盒（140 公克）** 或小方豆干 **1 又 1/4 片（40 公克）** ＝魚 **（35 公克）**或蝦仁 **（50 公克）** ＝牡蠣 **（65 公克）**或文蛤 **（160 公克）**或白海蔘 **（100 公克）** ＝去皮雞胸肉 **（30 公克）**或 鴨肉、豬小里肌肉、羊肉、牛腱 **（35 公克）**
乳品類 1 份（1 杯＝ 240 毫升全脂、脫脂或低脂奶＝ 1 份）
＝鮮奶、保久奶、優酪乳 **1 杯（240 毫升）** ＝全脂奶粉 **4 湯匙（30 公克）** ＝低脂奶粉 **3 湯匙（25 公克）** ＝脫脂奶粉 **2.5 湯匙（20 公克）** ＝乳酪（起司）**2 片（45 公克）** ＝優格 **210 公克**

蔬菜類 **1** 份（**1** 份為可食部分生重約 **100** 公克）
＝生菜沙拉（不含醬料）**100 公克** ＝煮熟後相當於直徑 **15 公分盤 1 碟**，或**約大半碗** ＝收縮率較高的蔬菜如莧菜、地瓜葉等，煮熟後**約占半碗** ＝收縮率較低的蔬菜如芥蘭菜、青花菜等，煮熟後**約占 2/3 碗**
水果類 1 份（1 份為切塊水果約大半碗～ 1 碗）
＝可食重量估計約等於 **100 公克（80 ～ 120 公克）** ＝香蕉（大）半根 **70 公克** ＝榴槤 **45 公克**
油脂與堅果種子類 1 份（重量為可食重量）
＝芥花油、沙拉油等各種烹調用油 **1 茶匙（5 公克）** ＝杏仁果、核桃仁 **（7 公克）** 或開心果、葵花子、黑（白）芝麻、腰果 **（10 公克）** 或各式花生仁 **（13 公克）** 或瓜子 **（15 公克）** ＝沙拉醬 **2 茶匙（10 公克）** 或蛋黃醬 **1 茶匙（8 公克）**

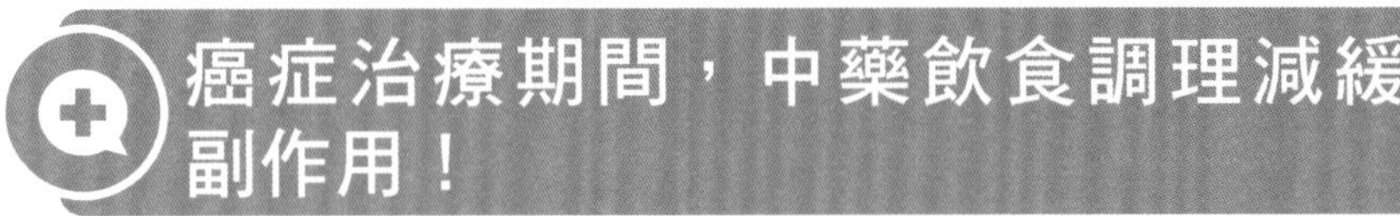

癌症治療期間，中藥飲食調理減緩副作用！

在第三章「『中西醫聯手治癌』雛形理念的實踐」章節中，提到有關癌症中藥輔助療法。本章我們再繼續探討癌症治療導致不良反應，除了用西醫藥物處理外，也可以考慮加中藥飲食調理減緩副作用，茲建議如下：

頭頸部放射線照射的中藥飲食調理

頭頸部放射線照射的癌症，包括：鼻咽癌、口咽癌、口腔癌、唾液腺癌、下咽癌、喉癌、甲狀腺癌等。照射這個部位會造成唾液腺、口腔、咽喉等器官的黏膜受損，臨床上出現口乾、嘴破、喉嚨痛、吞嚥痛及聲音沙啞等症狀。可選用清涼、溫和的飲食，若症狀嚴重可給予流質或半流質食物。

中藥飲食調理宜多服「滋陰生津」及「清熱降火」之品，包括：梨子、橘子、蘋果、西瓜、楊桃、菱角、蓮藕、荸薺、綠豆、白木耳（銀耳）、蜂蜜、柚子、檸檬、苦瓜、綠茶、茭白筍、海蜇、淡菜等。

胸部放射線照射的中藥飲食調理

胸部放射線照射的癌症，包括：肺癌、乳癌、食道癌、胸腺惡性腫瘤、間皮瘤等。照射這個部位會造成肺臟、氣管、食道黏膜等器官傷害，臨床上會出現咳嗽、呼吸不順、吞嚥困難等症狀。

同樣可選用清涼、溫和的飲食，飯菜不宜生冷或過熱，症狀嚴重可給予流質或半流質食物。

中藥飲食調理宜多服「滋陰潤肺」及「止咳化痰」之品，包括：冬瓜、西瓜、絲瓜、橘子、梨子、蓮藕、慈姑、淮山藥、蘇子、川貝母、枇杷、杏、胡蘿蔔等。

腹部及骨盆腔放射線照射的中藥飲食調理

腹部及骨盆腔放射線照射的癌症，包括：胃癌、肝癌、膽管癌、胰臟癌、大腸直腸癌、肛門癌、卵巢癌、子宮內膜癌、子宮頸癌、腎癌、膀胱癌、攝護腺癌等。這個區域範圍很廣，通常分上腹部和下腹部照射，臨床上出現的症狀也略有不同。

1. 上腹部照射以出現噁心、嘔吐、腹脹、吃不下飯、消化不良等症狀為主，飲食可以選用細軟容易消化的食材，避免辛辣油膩食物，飯菜不宜生冷或過熱；若症狀嚴重，宜補充高營養的流質、半流質飲食或選擇湯羹類食品。

   中藥飲食調理宜多服「健脾和胃」及「理氣降氣」之品，包括：蓮子、芡實、山藥、薏仁、山楂、豌豆、刀豆、蘿蔔、麥芽、紅麴、柑橘、白扁豆等，或吃一些清淡的蔬菜。生薑為止嘔妙品，可切片入口，細細嚼下，若覺得辛辣亦可擠汁與牛奶或甘蔗汁同服，或與蜂蜜煮湯服用。

2. 下腹部照射以出現腹痛、腹瀉的症狀為主，飲食同樣應選擇清淡易消化，不宜生冷、辛辣、油膩厚味食品。若症狀嚴重，宜暫時禁食，讓腸道休息且吊一些點滴，補充體內流失的電解質和水分。

中藥飲食調理宜多服「健脾利濕」及「補氣養血」之品，包括：蓮子、芡實、山藥、栗子、扁豆、薏仁、赤豆、桂圓、紅棗、菠菜、莧菜（杏菜）、紅鳳菜、黑芝麻、黃耆、黨參、當歸、阿膠、雞血藤等。

放化療造成骨髓造血功能抑制的中藥飲食調理

患者接受「放射線合併化學治療」或「單獨化學治療」時，往往造成骨髓造血功能抑制，導致血球升不上來。臨床上會出現白血球低下症、血小板低下症或貧血等。一般而言，在第7天（開始治療當天起算日）白血球開始下降，第10天應降至最低點；如果患者在這段期間吃不好、睡不好，白血球最低點會提前發生；如果化療是連打5天療程，則以中間那一天起算第10天為白血球最低點，所以我都以10 ± 3天計算。當骨髓造血功能抑制到一定程度的時候，你的醫師會給予適當的醫療處置，例如：中性白血球（ANC）少於500顆，會給予白血球生長激素和預防性抗生素。

飲食方面應增加富含優質蛋白的食物，如牛奶、魚肉、豆製品等外，還可以選擇含鐵較多的食材，如動物的肝臟、瘦肉、蛋黃，植物的葡萄乾、菠菜、莧菜（杏菜）、紅鳳菜；再搭配「補氣養血」及「滋補肝腎」中藥，包括：黃耆、當歸、丹參、地黃、桂圓、紅棗，可以增加造血功能。

癌症治療期間，仍應適度的運動與作息！

常運動的人都會覺得運動後，汗流浹背，心曠神怡，也有人說這是「跑步者的愉悅感（Runner's High）」，為什麼呢？醫學研究得知運動會促進我們大腦分泌一種叫做「腦內啡（endorphin）」的物質，「腦內啡」又稱「腦內嗎啡」，顧名思義它是腦分泌類似嗎啡的荷爾蒙，是天然的鎮痛劑，具止痛、鬆弛及令人欣快等三種作用。

2015 年美國紐澤西州立大學研究團隊，將會分泌 ß- 腦內啡的神經細胞移植到老鼠的下視丘（hypothalamus），發現老鼠身上因致癌物及荷爾蒙所誘發的各種癌腫瘤，都會被抑制生長和轉移。他們的結論是：免疫神經系統可以有效的控制癌症生長，而活化神經免疫系統是經由 ß- 腦內啡的作用，這對於癌症預防及改善健康具有治療價值。**由這一篇的研究報告，我們知道運動不僅對一般人可以健身，對癌症患者也有提升免疫功能及抑癌的效果**。

我建議病患在癌症治療期間，一定要做適度的運動，但什麼才叫做「適度」的運動呢？這個恐怕沒有明確的定義，會因人而異。我聽到一位心臟科醫師告訴他的患者：「我們上了年紀的人不宜做劇烈運動，最好每次運動能達到心跳每分鐘 110 下左右或微微出汗，持續 15 分鐘以上，每週至少 2 ～ 3 次」。我覺得這位心臟科醫師的評言也適用於癌症病患，「快走」運動比較適合中年以上及癌病患者。據文獻報導，快走時雙膝承受的壓力只有體重的 2 ～ 3 倍（慢跑約 4 ～ 5 倍），對關節壓力較小，對下肢肌力的負荷也較低。若以每小時約 6 公里的速度快走（即每分鐘走 100 公尺的速度），則每分鐘每公斤消耗的熱量是 0.075 大卡，和登山健行、騎休閒腳踏車差不多。

其他的運動包括：瑜伽、太極拳、氣功等，也都是很好的養身運動，美國 NIH 轄下 NCCIH 研究機構，也做了一系列的研究，對癌症患者有一定的幫助（見第三章「美國也有類似『中西醫聯手治癌』的『癌症輔成療法』」章節）。**還有，每天固定的作息與充足的睡眠（至少 6 小時），維持我們身體的生物時鐘，在癌症治療期間是非常重要的**。

第七章

「植化素」是21 世紀的維他命，有益癌症防治！

一提到蔬菜水果，民眾都知道它含有豐富的維他命、礦物質、纖維素等元素，然而大多數人都不知道裡面還有一種很重要的元素——植化素。其實，我們大家在日常生活中都吃過它，只是不知道它叫做「植化素」。

「植化素」是什麼？

植化素（phytochemicals）是植物本身「量身製造」的一種化學物質，它提供植物自我保護的功能，抵抗昆蟲、細菌、真菌、病毒、紫外線、輻射線的種種傷害；它也是植物五顏六色的天然色素和植物氣味的來源。雖然植化素不是像糖類、脂質、蛋白質為必要性營養素，但研究發現它可以保護人類對抗疾病。

直到現在，有超過 1,000 種的植化素被發現，可以分為六大類：

1. **類黃酮素**：兒茶素、芹菜素、花青素、槲皮素、檸檬黃素、芸香素等。
2. **類胡蘿蔔素**：胡蘿蔔素、茄紅素、隱黃素、葉黃素、玉米黃素、辣椒素等。
3. **有機硫化物**：大蒜素、蘿蔔硫素、穀胱甘肽、吲哚、異硫氰酸酯等。
4. **酚酸類**：綠原酸、鞣花酸、沒食子酸、對香豆酸、阿魏酸、水楊酸等。

5. **植物雌激素**：異黃酮、木酚素、薯蕷皂素等。
6. **其他**：薑黃素、白藜蘆醇、咖啡酸、葉綠素、檸檬酸烯、植物皂素、苦瓜苷、迷迭香酸等。

我們在日常生活中吃到許許多多的天然化合物，以下介紹一些植化素**同時具備「癌症預防」效果、「分子靶點」理論基礎、進入美國「國家臨床試驗」**（National Clinical Trial，NCT）**計畫**等三個可靠數據佐證，以饗讀者。（作者註：「分子靶點（molecular targets）」是藥物或植化素作用在細胞的分子層次，例如：癌症標靶藥物作用的分子靶點，是在細胞膜的表皮生長因子受體 EGFR 上。）

茄紅素

在第五章「基礎結合臨床之創新研發 -3：輻射增敏茄紅素」章節中，我們已介紹過茄紅素食物的來源、無毒的茄紅素、輻射增敏茄紅素的分子靶點、「加油添醋再加熱，15 分鐘 100 度」可以吃到最多的茄紅素、茄紅素每日攝取量等相關知識，本章節就不再贅述。僅介紹茄紅素在美國各大醫療研究機構申請國家臨床試驗計畫（NCT），進行以攝護腺癌為主的臨床試驗，見表 7-1。

表 7-1 進行中之茄紅素臨床試驗

申請案號	型式	癌症別	醫療研究機構	臨床試驗期別
NCT00042731	治療	攝護腺	H. Lee Moffitt 癌症中心暨研究所	
NCT00416325	預防	攝護腺	伊利諾大學	一期
NCT00178113	預防	攝護腺上皮細胞內贅生	匹茲堡大學	一期
NCT00093561	預防	攝護腺	伊利諾大學	一期
NCT00416390	治療	癌前病變	伊利諾大學	
NCT00450749	治療	攝護腺	MD 安德森癌症中心	二期
NCT00006078	預防	攝護腺	伊利諾大學	一期
NCT00322114	預防	攝護腺	伊利諾大學	二期
NCT00402285	治療	攝護腺	加州大學舊金山分校 Helen Diller 家庭綜合癌症中心	
NCT00450957	預防	攝護腺	伊利諾大學	一期
NCT00068731	治療	攝護腺	中北部癌症治療群組	二期
NCT00744549	治療	攝護腺	加拿大多倫多大學健康聯網	二期
NCT00501371	治療	攝護腺肥大	Health Ever 生物科技公司	三期
NCT00669656	治療	攝護腺	Norris 綜合癌症中心	二期

這些臨床研究計畫，有的還在招募中者、計畫進行中者、計畫已完成但還在臨床追蹤統計者，或已成果發表者，因此搜尋原始文獻，略顯不易。

茲介紹中北部癌症治療群組（The North Central Cancer Treatment Group）2006年發表一篇臨床試驗（NCT00068731）報告：「一項以番茄為基礎之含茄紅素介入非依賴性雄激素的攝護腺癌：來自中北部癌症治療群組的二期研究結果註①。有46位先前接受過手術、荷爾蒙治療、化療失敗之「非依賴性雄激素」攝護腺癌患者，他們的腫瘤指標PSA上升但尚未發生臨床症狀，這些病人每天給予二次含15毫克茄紅素之口服番茄補充劑，連續4個月後評估療效。如果PSA穩定，則繼續服用直到病情惡化為止；反之，若腫瘤發生進展，則終止茄紅素治療。

本研究論文作者的評論如下：

1. **服用茄紅素僅2% 的反應率，表示對「非依賴性雄激素」攝護腺癌患者，沒有治療效果。**
2. 本臨床試驗設計僅局限在某一族群，如「非依賴性雄激素」攝護腺癌類型的患者，而未討論茄紅素在其他類型之攝護腺癌的作用及癌症預防的角色。
3. 雖然本臨床試驗結果，針對「非依賴性雄激素」攝護腺癌患者，茄紅素不值得再進一步研究，但不能擴大推及至其它癌症及實驗研究。（作者註：男性攝護腺癌與女性乳癌都是屬於「依賴性荷爾蒙」（hormone-dependent）的癌症，因此荷爾蒙治療是這二種癌症的標準療法之一。攝護腺癌「依賴性雄激素」細胞的敏感性相對高，容易被殺死，比較好治療。最後殘留下來的是「非依賴性雄激素」細胞，其敏感性相對低，比較難治療，臨床上又稱為「激素難治性攝護腺癌」（hormone-refractory prostate cancer）或「去勢抵抗性攝護腺癌」（castration-resistant prostate cancer），本篇研究是針對這類已產生抗藥性的攝護腺患者，治療困難度可想而知。）

據文獻報導，茄紅素對癌細胞的作用需透過細胞膜上的「維甲酸受體」（retinoid acid receptor, RAR），才能進行訊息傳遞，才有抑癌效果。「依賴性雄激素」癌細胞有較多 RAR，因此對茄紅素和荷爾蒙治療比較有效；反之，「非依賴性雄激素」癌細胞 RAR 較少，對茄紅素和荷爾蒙療效自然較差。

韋恩州立大學癌症中心於 2002 年對 26 位攝護腺癌患者，在接受根除性攝護腺切除術前 3 週，一組每天給予番茄萃取物（含茄紅素 30 毫克），另一組每天給予安慰劑。手術後發現治療組 80％患者的腫瘤體積縮小 4 cm^3（即長、寬、高各縮小 1.6cm），73％患者的手術邊緣減少侵犯，**研究結論是：茄紅素有益於攝護腺癌病人的治療**。

石榴

「石榴」大家應該不陌生，是秋天盛產的水果，果實裡面多室，每室有許多紅色子粒漿果，吃起來多汁、甜而帶酸，植化素就在這個可食用部分。果皮曬乾可入中藥，《本草綱目》記載：主瀉痢、下血、脫肛、崩中帶下。

石榴在癌症基礎研究方面有很多論文發表，已知道藥理作用的分子靶點至少有 16 個（NF-kB、Bcl-2、BAX、BAK、VEGF、cyclin、CDK、JNK、AKT、mTOR、ERK、COX-2、iNOS、p21、p27、p28...etc.）。簡單的說，石榴在攝護腺癌、乳癌、大腸直腸癌、惡性黑素瘤等，抑癌生長的機轉是經由許多不同的訊息路徑傳遞，包括：抑制細胞核轉錄因子、誘導細胞凋亡路徑、抑制腫瘤血管增生、調控細胞週期素及其依賴性激酶、抑制哺乳類 Rapamycin 標靶路徑、抗發炎及細胞外調控激酶路徑等。

石榴在癌症臨床研究方面，美國許多醫療研究機構大多以攝護腺癌進行臨床試驗，見表 7-2。

茲介紹加州大學洛杉磯分校 2006 年發表一篇二期臨床試驗報告：「石榴果汁對男性攝護腺癌手術或放射治療後 PSA 上升的二期研究註②」。總共 46 位患者進入研究，實驗組患者每天喝石榴果汁 8 盎司（約 236 毫升）直到發生疾病進展為止，此「疾病進展」是以攝護腺癌指數 PSA 增加一倍的時間（PSA doubling time, PSADT）為評估標準。

研究結果與結論如下：

表 7-2 進行中之石榴臨床試驗

申請案號	型式	癌症別	醫療研究機構	臨床試驗期別
NCT00413530	治療	攝護腺	MD 安德森癌症中心	
NCT00719030	預防	攝護腺	加州大學洛杉磯分校	
NCT00732043	預防	攝護腺	輻射研究計畫	二期
NCT00731848	治療	攝護腺	輻射研究計畫	二期
NCT00336934	治療	攝護腺	Roll 國際合作計畫	三期
NCT00381108	治療	攝護腺肥大	加州大學爾灣分校	一期
NCT00060086	治療	攝護腺	Jonsson 綜合癌症中心	二期
NCT00455416	治療	濾泡性淋巴瘤	Rikshospitalet HF	二期
NCT00433797	治療	攝護腺	奧斯陸大學	一 / 二期

1. 喝石榴果患者的 PSA 上升一倍時間約為 54 個月，而沒有喝石榴果汁患者僅 15 個月，二者比較有明顯的統計學差異（$p < 0.001$）。簡單的說，喝石榴果患者的 PSA 上升速度比沒喝者慢 3.6 倍，表示疾病得到良好的控制，復發時間由 15 個月延長至 4 年半。
2. 喝石榴果汁與沒喝石榴果汁抽血檢驗比較：

（1）以患者血液做攝護腺癌 LNCaP 細胞之體外培養，前者血液的細胞生長減少 12%（$p < 0.0048$），細胞凋亡增加 17%（p

＜ 0.0004）。也就是說，喝石榴果汁患者血中含有石榴植化素，可以抑制癌細胞的生長。

（2）前者血中之一氧化氮含量增加 23%（$p = 0.0085$），血中脂質氧化狀態也明顯減少（$p < 0.02$）。此說明，喝石榴果汁患者血液中之石榴植化素，具抗氧化能力，可以清除自由基。

3. **結論：石榴是能夠有效預防攝護腺癌復發的化學預防劑**（chemoprention agent）。

薑黃素

大家都吃過咖哩烹調的食品，像是咖哩雞肉飯、咖哩豬排、咖哩牛腩、咖哩餃等，但很多人可能還不知道咖哩是什麼做成的。其實「咖哩」是從「薑黃」植物的根莖部分磨成粉末，再加一些香料調製而成。「薑黃素」是早在 1870 年就從薑黃首次分離出來的植化素，不僅薑黃有薑黃素，屬於「薑黃屬」這一類的植物，也都含有薑黃素成分，例如：中藥的鬱金、莪朮。我們日常生活所吃的嫩薑、老薑、薑母則屬於「薑屬」植物，與薑黃不同品系，也含有少量的薑黃素。

2007 年在「實驗醫學與生物學的進展」（Advances in Experimental Medicine and Biology）期刊發表一篇「薑黃素：印度純金」（Curcumin : the Indian solid gold），說明薑黃素具有抗氧化、

抗發炎、抗病毒、抗細菌、抗真菌及抗癌等活性，有潛力對抗各種的癌症、糖尿病、過敏、關節炎、阿茲海默症及其他慢性疾病，因此被認為是一種理想的「生命的香料」（Spice for Life）。

薑黃素在癌症基礎研究方面，已知藥理作用的分子靶點有 EGFR、IGF-1R、AKT、NF-kB、Bcl-2、COX-2、ERK、AP-1、Sp、VEGR、VEGFR1、MMP-2/9、p53、p21、Bax、STAT3/5。總結來說，薑黃素可以調控這些分子靶點的訊息傳遞，對肺癌、乳癌、T 細胞急性淋巴癌、肝癌、攝護腺癌、大腸癌、鼻咽癌等，能抑制腫瘤的生長和轉移。

薑黃素在癌症臨床研究方面，美國有許多醫療研究機構進行各種癌症的臨床試驗，其中以腸道及胰臟的惡性腫瘤為最多，見表 7-3。

茲介紹 MD 安德森癌症中心 2008 年發表的一篇臨床試驗（NCT00094445）研究報告：「薑黃素治療晚期胰臟癌之二期臨床試驗註③」。24 位先前接受手術、化療、放療或標靶治療失敗的胰臟癌患者，每天給予 8 公克薑黃素錠（每一錠劑 1 公克，即每天 8 錠），連續 2 個月，如果病情穩定或改善，則持續服用直到疾病惡化。治療期間監測患者血液之介白素 -6（IL-6）、介白素 -8（IL-8）、介白素 -10（IL-10）、介白素 -1 受體拮抗劑、單核球的 NF-kB 及 COX-2 等分子靶點。（作者註：介白素是免疫功能指標，其數值增加代表免疫增強。NF-kB 及 COX-2 是訊息傳遞物質，其蛋白表現量下降表示腫瘤生長受到抑制。）

表 7-3 進行中之薑黃素臨床試驗

申請案號	型式	癌症別	醫療研究機構	臨床試驗期別
NCT00113841	治療	多發性骨髓瘤	MD 安德森癌症中心	前導試驗
NCT00745134	治療	直腸	MD 安德森癌症中心	二期
NCT00365209	預防	結腸	Chao 家庭綜合癌症中心	二期
NCT00689195	治療	骨肉瘤癌	Tata 紀念醫院	一期
NCT00192842	治療	胰臟	Rambam 校園醫療保健	二期
NCT00094445	治療	胰臟	MD 安德森癌症中心	二期
NCT00295035	治療	結腸	Tel-Aviv Sourasky 醫學中心	三期
NCT00641147	治療	家族性腺瘤瘜肉症	約翰霍金斯大學	二期
NCT00248053		家族性腺瘤瘜肉症	約翰霍金斯大學	二期
NCT00486460	治療	胰臟	Tel-Aviv Sourasky 醫學中心	三期
NCT00027495	預防	結腸	密西根大學癌症中心	一期
NCT00176618	預防	腸腺隱窩異常病灶	紐澤西醫學暨牙醫大學	
NCT00003365	預防	結腸直腸	洛克斐勒大學	
NCT00118989	預防	腺瘤瘜肉症	賓州大學	二期

研究結果與結論如下：

1. 一位患者病情穩定超過 18 個月，另一位腫瘤病灶縮小 73％且血液中介白素明顯增加 4 ～ 35 倍，表示患者免疫功能增強與腫瘤縮小可能有些關聯。
2. 治療前、後訊息傳遞物質的蛋白表現量之變化：70％患者的 NF-kB 有下降，80％患者的 COX-2 也有下降，此表示腫瘤生長受到抑制。
3. 結論：

（1）24 位治療失敗的胰臟癌末期患者，仍有 2 位對薑黃素錠治療出現緩解反應，結果令參與研究人員印象深刻。

（2）每天口服 8 公克薑黃素錠連續 18 個月，無毒且耐受性良好；然而在患者血中薑黃素濃度只有微量奈克（nanogram）而已，表示薑黃素錠在人體的吸收率不好，薑黃素是親油性物質，未來應朝向微脂體包埋或注射劑型研發。

綠茶（茶多酚及 EGCG）

說到茶，大家都耳熟能詳，泡茶聊天不僅可以凝聚朋友情感、縮短隔閡，還可以提神解渴、消除疲勞、利尿解毒；相傳古代「神農嚐百草，日遇七十二毒，得茶而解之」，在在說明茶文化在華人日常生活中的重要性。

依製茶方法的不同，大致可分成：不發酵的綠茶、半發酵的烏龍茶及包種茶、全發酵的紅茶，發酵愈多，所含的「茶多酚」（tea polyphenols）就愈少。茶多酚主要包括黃烷醇、類黃酮、酚酸等三種成分。兒茶素（catechin）屬於黃烷醇類，是茶葉中最主要的生物活性成分之一，也是茶的苦澀味來源。EGCG（epigallocatechin gallate，表沒食子兒茶素沒食子酸酯）是兒茶素 4 種成分中，含量最高且生物活性最強的植化素，以下我們就介紹 EGCG。

在癌症基礎研究方面，EGCG 作用的分子靶點包括：p53、p73、p21、Bax、EGFR、AKT、NF-kB、Bcl-2、cyclin D1、COX-2、VEGF、MMP-2/9、STAT3、ERK1/2、IL-12、CD8 T-cell。簡單的說，EGCG 可以調控這些分子靶點的訊息傳遞，能抑制大腸直腸癌、胃癌、攝護腺癌、非小細胞肺癌、胰臟癌、乳癌、膀胱癌、慢性淋巴性白血病等腫瘤細胞的生長；同時對於抗藥性的攝護腺癌細胞亦有增敏效果。EGCG 也具有免疫調節的功能，調控毒殺性 T 細胞（CD8）、介白素 -12（IL-12），有利於預防癌症及自體免疫疾病。

在癌症臨床研究方面，綠茶萃取物在美國及加拿大各醫療研究機構進行各種癌症的臨床試驗，見表 7-4。

哥倫比亞大學綜合癌症中心 2014 年發表一篇多中心臨床試驗（NCT00516243）的論文報告：「綠茶萃取物多酚 E 對荷爾蒙受體陰性的女性乳癌患者血中生物標記生長因子之影響註④」。本臨床試驗針對 40 位罹患第一～三期乳癌病人分別服用茶多酚

表 7-4 進行中之綠茶臨床試驗

申請案號	型式	癌症別	醫療研究機構	臨床試驗期別
NCT00363805	預防	肺臟	亞利桑納大學	二期
NCT00134381	預防	皮膚	紐澤西醫學暨牙醫大學暨 Rutgers 大學	二期
NCT00721890	保養	卵巢	加拿大魁北克大學中心醫院	二期
NCT00685516	治療	攝護腺	Jonsson 綜合癌症中心	二期
NCT00003197	治療	實體瘤	紀念史隆 - 凱特琳癌症中心	二期
NCT00005828	治療	攝護腺	中北部癌症治療群組	二期
NCT00253643	預防	攝護腺	俄勒岡健康暨科學大學癌症研究所	
NCT00303823	預防	子宮頸	亞利桑那大學	二期
NCT00516243	治療	乳房	MD 安德森癌症中心	一期
NCT00459407	治療	攝護腺	亞利桑那大學	一期
NCT00176566	治療	口腔白斑	紐澤西醫學暨牙醫大學	二期
NCT00666562	治療	膀胱	威斯康新大學，麥迪遜	二期
NCT00088946	治療	膀胱	Jonsson 綜合癌症中心	二期
NCT00091325	預防	實體瘤	亞利桑那大學	一期

申請案號	型式	癌症別	醫療研究機構	臨床試驗期別
NCT00573885	預防	肺臟	加拿大卑詩省癌症機構	二期
NCT00611650	預防	肺臟	加拿大卑詩省癌症機構	二期
NCT00233935	預防	食道	MD 安德森癌症中心	一期
NCT00262743	治療	白血病	梅耶診所	一 / 二期
NCT00003367	治療	攝護腺	紀念史隆 - 凱特琳癌症中心	三期
NCT00676780	基礎科學	攝護腺	路易斯安那州立大學	二期
NCT00455416	治療	淋巴瘤	Rikshospitalet HF	二期
NCT00676793	基礎科學	乳房	路易斯安那州立大學	二期
NCT00744549	治療	攝護腺	加拿大多倫多大學健康聯網	二期
NCT00707252	治療	肺臟	路易斯安那州立大學	一 / 二期

E 或安慰劑 6 個月，檢驗血中「肝細胞生長因子」（Hepatocyte Growth Factor，HGF）及「血管內皮增生因子」（Vacular Endothelial Growth Factor，VEGF）的變化。（作者註：肝細胞生長因子與腫瘤侵犯有關，數值愈高，乳癌預後愈差。血管內皮增生因子與新生血管增生有關，數值高比較容易轉移。）實驗組分

為茶多酚E膠囊（每顆含200毫克EGCG，約2～3杯綠茶）2顆、3顆、4顆三組，每天二次。（作者註：即每天服用EGCG 800毫克、1200毫克、1600毫克，若以一杯240毫升計算，估計每天要喝10杯約2400毫升、15杯約3600毫升、20杯約4800毫升的綠茶。）研究結果與結論如下：

1. 服用茶多酚E膠囊者與安慰劑者之血中「肝細胞生長因子，HGF」指標變化：

（1）茶多酚E膠囊組血中HGF指標，第二個月由1441.2 pg/ml降到1296.4 pg/ml（減少10.0％），第四個月由1441.2 pg/ml降到1387.9 pg/ml（減少3.7％），第六個月由1441.2 pg/ml降到1352.4 pg/ml（減少6.2％），三次抽血檢測值均下降，降幅維持在3.7％～10％。

（2）安慰劑組血中HGF指標，第二個月由1568.5 pg/ml升到1667.1 pg/ml（上升6.3％），第四個月由1568.5 pg/ml降到1530.6 pg/ml（減少2.4％），第六個月由1568.5 pg/ml升到1679.0 pg/ml（上升7.0％），三次抽血檢測值，二次上升，一次下降2.4％。

結論：二組比較，六個月中服用「茶多酚E膠囊」患者血液之「肝細胞生長因子」指標，都維持下降趨勢，降幅也較「安慰劑」者為大，表示**服用茶多酚E膠囊乳癌患者的治療預後較佳**。

2. 服用茶多酚E膠囊者與安慰劑者之血中「血管內皮增生因子，VEGF」指標變化：

（1）茶多酚E膠囊組血中VEGF指標，第二個月由1973.1 pg/

ml 降到 1786.8 pg/ml（減少 9.4%），第四個月由 1973.1 pg/ml 降到 1747.5 pg/ml（減少 11.4%），第六個月由 1973.1pg/ml 降到 1861.8 pg/ml（減少 5.6%），三次檢測值均下降，降幅維持在 5.6%～ 11.4%。

（2）安慰劑組血中 VEGF 指標，第二個月由 921.1 pg/ml 降到 836.4 pg/ml（減少 9.2%），第四個月由 921.1 pg/ml 降到 863.0 pg/ml（減少 6.3%），第六個月由 921.1 pg/ml 升到 1038.9 pg/ml（上升 12.8%），三次檢測，一次上升，二次下降，降幅介於 6.3%～ 9.2%。

結論：二組比較，同樣在六個月當中服用「茶多酚 E 膠囊」患者血液之「血管內皮增生因子」指標，都維持下降趨勢，降幅也較「安慰劑」者為多，表示**服用茶多酚 E 膠囊乳癌患者轉移的機會較低**。

本臨床試驗每天服用 EGCG 800 毫克、1200 毫克、1600 毫克的膠囊，換算成每天要喝 2400 毫升、3600 毫升、4800 毫升的綠茶，這三種用量在我們日常生活上都不太容易達到。本篇研究沒有分析 EGCG 800 毫克、1200 毫克、1600 毫克哪一組效果比較好。另外，有一篇國外類似的研究報告指出，早期攝護腺癌和乳癌患者每天 EGCG 800 毫克，短時間連續 2 ～ 6 週，可以降低血中 HGF 及 VEGF。**我個人認為：做研究是要短時間大劑量（萃取方式），才能看出效果；若要以防癌、抗癌、保健為目的，則需經年累月養成好的飲食習慣。「喝茶」每天 2 ～ 3 杯，成為日常生活的一部分，從不間斷，就能維持茶多酚在血中一定的濃度。**

金雀素黃酮

很多人可能沒聽過「金雀素黃酮（genistein）」，但是「大豆異黃酮（soy isoflavone）」倒是大家所熟知。大豆異黃酮含量約占黃豆的 0.2％～0.4％，尤其胚軸中含量最高可達 2.4％，有 12 種結構不同的異黃酮，分為三類：金雀素黃酮、大豆黃素、黃豆黃素，其中以金雀素黃酮含量最多且研究最透徹。大豆異黃酮的化學結構與功能類似女性雌激素，所以又稱為「植物雌激素」。對於停經後婦女，因體內雌激素減少，容易造成鈣質流失，導致骨質疏鬆，因此許多醫師及營養師建議停經後婦女應該多喝豆漿和豆製品。

許多乳癌患者問我：「賴醫師，朋友告訴我，乳癌病人不能吃豆類食品，是真的嗎？」我回答：「當然可以吃囉！黃豆、豆腐、豆漿或其他豆製品都是很好的植物蛋白質來源。」我笑著接著問：「妳是擔心裡面的大豆異黃酮是嗎？」患者點點頭……。我們都知道，雌激素會促進正常乳腺細胞的生長，讓女人胸部更加豐滿；同樣也會刺激乳癌細胞的增生與進展，導致復發或轉移。臨床上，乳房外科醫師把患者乳房腫瘤取下送病理科化驗，若乳癌細胞的荷爾蒙受體呈陽性反應，醫師就會給予「抗雌激素」藥物治療。因此，荷爾蒙受體陽性的乳癌患者，就會自然聯想到吃豆類食品，會增加乳癌惡化的機率。然而，這樣的觀念被許多的臨床研究報告所推翻。

雖然大豆異黃酮是植物雌激素，但實際上它是「弱雌激素」

的作用。2010 年加拿大醫學期刊（CMAJ）發表一篇研究：「大豆異黃酮對接受輔助性內分泌治療的乳癌患者之復發和死亡的影響註⑤」。有 524 例荷爾蒙受體陽性的乳癌患者，在接受輔助性內分泌治療（服用 tamoxifen 或 anastrozole）期間，同時每天攝取豆類食品長達五年，大豆異黃酮每日攝取量從不到 15.2 毫克到大於 42.3 毫克不等，平均攝取量為 25.6 毫克。**研究結果顯示，攝取較高量大豆異黃酮的患者，可以減少乳癌復發的風險，而且停經後比停經前的患者效果更好。**

讀者會問：那我們一天要吃多少量的豆類食品呢？如果我們以上述加拿大醫學期刊的論文，**大豆異黃酮每日攝取量為 40 毫克為標準，再以大豆異黃酮含量占黃豆 0.2%計算，則每日需攝取黃豆量＝ 40 ÷ 0.2%＝ 20000 毫克＝ 20 公克＝豆漿 1 杯＝傳統豆腐 3 格＝嫩豆腐半盒＝小方豆干 1 又 1/4 片**（見第六章「六大類食物代換份量」表）。

在癌症基礎研究方面，金雀素黃酮透過這些分子靶點：AKT、NF-kB、Bcl-2、survivin、cyclin D1、COX-2、MMP-2/9、p53、p21、GADD153、Bax、STAT3/5、ERK1/2、CDK1、AP-1、IGF-1R，能抑制各種癌細胞的生長，例如：乳癌、攝護腺癌、大腸癌、唾液腺癌、胃癌、肺癌、黑色素瘤、肝癌、胰臟癌等。

在癌症臨床研究方面，金雀素黃酮在美國各醫療機構多以荷爾蒙依賴性癌症（hormone- dependent cancers）案例，如乳癌、攝護腺癌、子宮內膜癌進行臨床試驗，見表 7-5。

介紹芝加哥大學 Robert H. Lurie 癌症中心 2012 年發表的一

篇臨床試驗（NCT00290758）論文：「大豆異黃酮補充劑降低罹患乳癌風險：一項隨機二期試驗註⑥」。126 位年齡 22 ～ 25 歲，有乳癌風險的健康者、單側乳房原位癌、低風險之第一期乳癌患者，隨機分為大豆異黃酮組及安慰劑組，進行 6 個月臨床試驗。研究結果與結論如下：

1. 治療前、後 Ki-67 標記指數：整體來講，大豆異黃酮組是 1.17 降到 1.09，安慰劑組是 0.97 降到 0.92，二組比較無統計上差異。然大豆異黃酮組的停經前婦女反而由 1.71 升到 2.18，表示沒有降低罹癌風險。（作者註：Ki-67 是癌細胞增生因子。本篇論文 Ki-67 檢測是用免疫染色法，在螢光顯微鏡下判讀，以「數字」呈現結果；數字越高代表細胞生長越快，越不好。此檢測方法與我們在第二章所講的病理切片診斷，以「百分比」呈現結果，二者表現方式不同，請看第二章「顯微鏡下存在的危險因子也會影響治療結果！」內容。）
2. 基因檢測方面：

（1）「金雀素黃酮分子靶點」14 個基因檢測：大豆異黃酮組有 7 個正向反應，安慰劑組僅 1 個正向反應。（作者註：基因正向反應表示抑制細胞增生。）

（2）「雌激素反應基因」9 個基因檢測：大豆異黃酮組有 5 個正向反應，安慰劑組有 3 個正向反應。

（3）「乳房上皮異型增生相關基因」5 個基因檢測：大豆異黃酮組有 2 個正向反應，安慰劑組無反應。

表 7-5 進行中之金雀素黃酮臨床試驗

申請案號	型式	癌症別	醫療研究機構	臨床試驗期別
NCT00244933	治療	乳房	Barbara Ann Karmanos 癌症研究所	二期
NCT00290758	預防	乳房	Robert H. Lurie 癌症中心	二期
NCT00547039	基礎科學	攝護腺	Aker 大學附設醫院	二期
NCT00005827	治療	攝護腺	北卡大學 Lineberger 綜合癌症中心	一期
NCT00001696	藥物動力學	癌症	國家癌症研究院	一期
NCT00276835	治療	腎癌 / 皮膚黑色素瘤	Robert H. Lurie 癌症中心	二期
NCT00118040	治療	膀胱	威斯康新大學，麥迪遜	二期
NCT00058266	治療	攝護腺	Robert H. Lurie 癌症中心	二期
NCT00769990	治療	癌症	密蘇里大學 Masonic 癌症 中心	一 / 二期
NCT00584532	治療	攝護腺	加州大學戴維斯分校	二 / 三期
NCT00099008	預防	乳房 / 子宮內膜 / 胰臟	北卡大學 Lineberger 綜合癌症中心	一期
NCT00376948	治療	攝護腺	Barbara Ann Karmanos 癌症研究所	二期
NCT00269555	治療	白血病	加州大學戴維斯分校	
NCT00004858	治療	淋巴瘤	Parker Hughes 癌症中心	一期
NCT00499408	治療	攝護腺	Wake Forest 大學	二期

3. 結論：

（1）本研究中，大豆異黃酮補充劑在停經前婦女降低乳癌風險方面，沒有出現強而有力的生物指標證據。

（2）本研究結果與流行病學數據有一些差異，此可能與本實驗設計有關：我們日常飲食黃豆是全天小劑量攝取，因此臨床試驗應該採用分次劑量給予，比較接近事實情況；其次，本研究是採用加工補充劑，與我們日常飲食吃整粒黃豆也是有所差別。

（3）**早一點攝取黃豆食品，可能帶來較多好處。**

白藜蘆醇

相信很少人聽過白藜蘆醇（resveratrol）。早在 1939 年，日本人高岡就從植物白藜蘆的根莖萃取出白藜蘆醇。但直到 1980 年代，日本學者才發現白藜蘆醇具抗氧化及保健功效。

白藜蘆醇是一種植物抗毒素，也是紅酒的只要成分；在各種飲料及食物的白藜蘆醇含量，以圓葉（muscadine）葡萄酒最多，為紅酒的 7 ～ 20 倍；其次依序是紅酒、紅葡萄汁、玫瑰酒、Pinot noir 葡萄酒、白葡萄酒、花生、紅葡萄。**葡萄皮含有豐富的白藜蘆醇，我們常說的一句繞口令「吃葡萄不吐葡萄皮」，似乎有一些道理。**

在癌症基礎研究方面，白藜蘆醇透過這些分子靶點：SOD、catalase、glutathione、AKT、NF-kB、iNOS、COX-2、STAT3、survivin、p53、p21、Bax、BAK、DR，能抑制癌細胞的生長以及調控血中微量元素的銅 / 鋅比值，例如：攝護腺、肝癌、乳癌、神經母細胞瘤、慢性骨髓性白血病、結腸癌等。

在癌症臨床研究方面，白藜蘆醇在美國各醫療研究機構進行的臨床試驗，其中以結腸和直腸癌為主，見表 7-6。

這是加州大學爾灣分校 2009 年發表一篇臨床試驗（NCT00256334）報告：「臨床一期先導試驗結果：檢測植物來源之白藜蘆醇和葡萄粉末對結腸黏膜和結腸癌的 Wnt 路徑靶點基因表現之影響註⑦」。篩選 8 位直腸癌病患進行先導試驗，患者服用「植物來源的白藜蘆醇錠劑」或「葡萄粉末」2 週後，進行

表 7-6 進行中之白藜蘆醇一、二期臨床試驗

申請案號	型式	癌症別	醫療研究機構	臨床試驗期別
NCT00256334	治療	結腸	加州大學爾灣分校	一 / 二期
NCT00098969	預防	實體瘤	密西根大學癌症中心	一期
NCT00433576	治療	結腸直腸	密西根大學癌症中心	一期
NCT00578396	預防	結腸	加州大學爾灣分校	一期
NCT00455416	治療	濾泡性淋巴瘤	Rikshospitalet HF	二期

手術切除。摘取腫瘤病灶及附近正常直腸黏膜的組織標本比較，檢測 Wnt 訊息傳遞路徑的靶點基因表現。（作者註：Wnt 訊息傳遞路徑是導致大腸癌化的重要分子靶點。）每天服用「植物來源的白藜蘆醇錠劑」80 毫克，內含白藜蘆醇 15.54 毫克，相當於從 94.4 公斤葡萄萃取出來。每天服用「葡萄粉末」80 公克，內含白藜蘆醇 0.073 毫克，相當於從 0.45 公斤葡萄濃縮乾燥出來。

研究結果與結論：

1. **白藜蘆醇錠劑及葡萄粉末，二者都沒有抑制直腸癌細胞的 Wnt 訊息傳遞路徑的靶點基因；反而是明顯抑制正常直腸黏膜細胞的 Wnt 路徑靶點基因（$p < 0.03$）。此說明含白藜蘆醇食品或葡萄粉末可以用來預防結腸直腸癌，若用於癌症治療用途仍須小心謹慎。**
2. 若要達到癌症治療導向的效果，高純度的「反式－白藜蘆醇（trans-resveratrol）」應該提高到藥理劑量水平。因為體外實驗證實，高濃度的白藜蘆醇可以抑制癌細胞生長和誘導癌細胞凋亡的作用。

n-3 多元不飽和脂肪酸

深海魚油很多人都聽說過，尤其是年輕媽媽都知道 Omega-3 脂肪酸對小孩的智力發展是非常重要的營養素。人類大腦細胞膜含有大量的「多元不飽和脂肪酸」，決定神經細胞的結構和功能，這些多元不飽和脂肪酸無法在體內自行合成，需要從食物中攝取。深海魚類及部分穀類中富含「Omega-3 多元不飽和脂肪酸」，又稱為「n-3 多元不飽和脂肪酸」。

n-3 多元不飽和脂肪酸主要有 3 種成分：ALA（α-linolenic acid，α-次亞麻油酸）、EPA（eicosapentaenoic acid，二十碳五烯酸）、DHA（docosapentaenoic acid，二十二碳五烯酸）。

ALA 存在於植物油中，例如：紫蘇籽油（65%）、亞麻籽油（58%）、鼠尾草籽油（57%）、沙棘籽油（32%）、大麻籽油（20%）、核桃油（12%）、菜籽油（10%）、芥花油（10%）、黃豆油（8%）。當我們吃進去 ALA 之後，在體內會轉化成 EPA 和 DHA，此二者是維持身體健康非常重要的營養素。但這個轉化能力會隨者年齡增長而逐漸降低，因此直接從食物中攝取 EPA 和 DHA 是比較符合實際需要。

EPA 和 DHA 存在於海洋動植物，例如：鯖魚（0.90%, 1.40%）、秋刀魚（0.89%, 1.93%）、養殖鮭魚（0.86%, 1.10%）、土魠魚（0.72%, 1.15%）、鯡魚（0.71%, 0.86%）、鱸魚（0.16%, 0.43%）、烏魚（0.22%, 0.11%）、虱目魚（0.05%, 0.28%）、黃鰭鮪（0.012%, 0.088%）、吳郭魚（0.005%, 0.086%）、養殖鯰魚（0.02%, 0.069%）、鰻魚（0.084%, 0.063%）、貽貝類（0.188%, 0.253%）、貝類（0.043%, 0.064%）、對蝦（0.088%, 0.070%）；海藻類經光合作用會自行合成 EPA 和 DHA。

在癌症基礎研究方面，n-3 多元不飽和脂肪酸藉由這些分子靶點：NF-kB、Bcl-2、STAT3、p53、Bax、p21、Fas/FasL、PPAR-g、RXR、Ras、ERK1/2，能抑制癌細胞的生長及預防，例如：結腸直腸癌、腸瘜肉、乳癌、皮膚癌、神經母細胞瘤、攝護腺癌等。

在癌症臨床研究方面，n-3 多元不飽和脂肪酸在美國及歐洲各醫療研究機構進行各種癌症臨床試驗，其中也以消化系統癌症為主，見表 7-7。

倫敦聖馬克醫院（St. Mark's Hospital）2010 年發表一篇臨床試驗（NCT00510692）報告：「二十碳五烯酸可減少家族性腸腺瘤瘜肉患者之直腸瘜肉的數目和大小註⑧」。55 位接受直腸切除之家族性腸腺瘤瘜肉患者，隨機分為治療組及安慰劑組，治療組每天服用二十碳五烯酸（EPA）2 公克，連續 6 個月。以內視鏡影像檢查「整體直腸瘜肉負荷（global rectal polyp burden）」評分為 -1, 0, +1，以氣相色譜—質譜儀檢測「黏膜脂肪酸含量（mucosal fatty acid content）」。

研究結果與結論如下：

1. 服用 EPA 的患者，瘜肉的中值數目減少 22.4％，p ＝ 0.012；瘜肉的直徑總長減少 29.8％，p ＝ 0.027。
2. 6 個月期間的「整體直腸瘜肉負荷」，EPA 組為 +0.09（改善），安慰劑組為 -0.34（惡化），二者比較 p ＝ 0.011，有明顯統計上的差異。
3. 黏膜 EPA 含量，EPA 組較安慰劑組增加 2.6 倍，p = 0.018，有明顯統計差異。

表 7-7 進行中之 n-3 多元不飽和脂肪酸一～四期臨床試驗

申請案號	型式	癌症別	醫療研究機構	臨床試驗期別
NCT00402285	治療	攝護腺	加州大學舊金山分校 Helen Diller 家庭綜合癌症中心	
NCT00114296	預防	乳房	Cedars-Sinai 醫學中心	
NCT00003077	支持性	軟組織	癌症及白血病群組 B	一／二期
NCT00627276	治療	乳房	俄勒岡健康暨科學大學癌症研究所	二期
NCT00559156	治療	頭頸部	Centre Regional de Lutte Contre le Cancer-Centre Val d'Aurelle	二期
NCT00723398	預防	乳房	賓州大學	
NCT00458549	治療	攝護腺	Dana-Farber 癌症研究所	
NCT00488904	預防	結腸直腸	Aalborg 醫院	四期
NCT00253643	預防	癌前病變 / 非惡性攝護腺	俄勒岡健康暨科學大學癌症研究所	
NCT00168987	治療	結腸直腸 / 肝癌 / 膽道癌	德國柏林 Charite 大學	四期
NCT00798876	診斷	攝護腺	加州大學洛杉磯分校	
NCT00533078	預防	結腸炎 / 黏膜炎 / 急性骨髓性白血病	Berne Inselspital 大學附設醫院	二期

申請案號	型式	癌症別	醫療研究機構	臨床試驗期別
NCT00398333	支持性	結腸直腸瘤	西班牙巴塞隆納醫院	四期
NCT00145015	診斷	結腸直腸瘤 / 潰瘍性腸炎 / 瘜肉	食物研究所	
NCT00455416	治療	濾泡性淋巴瘤	Rikshospitalet HF	二期
NCT00790140	治療	食道	都柏林大學聖三一學院	四期
NCT00510692	預防	家族性結腸腺瘤瘜肉症	S.L.A. Pharma AG	二 / 三期

4. 結論：EPA 對家族性腸腺瘤瘜肉患者有化學預防效果，且作為結腸直腸癌之化學預防劑是優良而安全的。

植化素的生物效應包括：促進細胞凋亡功能、抑制血管增生功能、抑制細胞訊息傳遞功能、提升免疫功能、清除自由基功能、含植物性雌激素等分子靶點。因此，具有抗腫瘤、增強免疫、抗發炎、抗氧化等作用，對於癌症防治及其它慢性疾病，例如：心血管疾病、高血壓、糖尿病、肥胖、骨質疏鬆等有所幫助。本第七章所介紹癌症相關的植化素，因篇幅有限，僅介紹茄紅素、石榴、薑黃素、綠茶（茶多酚及 EGCG）、金雀素黃酮、白藜蘆醇、n-3 多元不飽和脂肪酸等 7 種植化素。其它還有像堅果類及草莓的鞣花酸（ellagic acid）、橄欖及無花果的羽扇豆醇（lupeol）、棗類及柿的樺木酸（betulinic acid）、花椰菜及包心菜的木樨草素（luteolin）、銀杏內酯（ginkilide B）等抗癌作用分子靶點及臨床試驗，容以後有機會再述。

註釋

①以蕃茄為基礎之含茄紅素介入非依賴性雄激素的攝護腺癌：來自中北部癌症治療群組的二期研究結果（A Tomato-Based, Lycopene-Containing Intervention for Androgen-Independent Prostate Cancer : Results of a Phase II Study from The North Central Cancer Treatment Group）。

②石榴果汁對男性攝護腺癌手術或放射治療後 PSA 上升的二期研究（Phase II Study of Pomegranate Juice for Men with Rising Prostate-Specific Antigen following Surgery or Radiation for Prostate Cancer）。

③薑黃素治療晚期胰臟癌之二期臨床試驗（Phase II Trial of Curcumin in Patients with Advanced Pancreatic Cancer）。

④綠茶萃取物多酚 E 對荷爾蒙受體陰性的女性乳癌患者血中生物標記生長因子之影響（Effects of A Green Tea extract, Polyphenon E, on Systemic Biomarkers of Growth Factor Signaling in Women with Hormone Receptor-Negative Breast Cancer）。

⑤大豆異黃酮對接受輔助性內分泌治療的乳癌患者之復發和死亡的影響（Effect of Soy Isoflavones on Breast Cancer Recurrence and Death for Patients Receiving Adjuvant Endocrine Therapy）。

⑥隨機二期試驗（Soy Isoflavone Supplementation for Breast Cancer Risk Reduction : A Randomized Phase II Trial）。

⑦臨床一期先導試驗結果：檢測植物來源之白藜蘆醇和葡萄粉末對結腸黏膜和結腸癌的 Wnt 路徑靶點基因表現之影響（Results of A Phase I Pilot Clinical Trial Examining The Effect of Plant-Derived Resveratrol and Grape Powder on Wnt Pathway Target Gene Expression in Colonic Mucosa and Colon cancer）。

⑧二十碳五烯酸可減少家族性腸腺瘤瘜肉患者之直腸瘜肉的數目和大小（Eicosapentaenoic Acid Reduces Rectal Polyp Number and Size in Familial Adenomatous Polyposis）

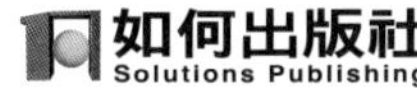

www.booklife.com.tw reader@mail.eurasian.com.tw

Happy Body 174

癌症全方位建議：

讓我告訴你，從預防治療到飲食營養的照護指南

作　　者／賴易成
發 行 人／簡志忠
出 版 者／如何出版社有限公司
地　　址／台北市南京東路四段50號6樓之1
電　　話／（02）2579-6600・2579-8800・2570-3939
傳　　真／（02）2579-0338・2577-3220・2570-3636
總 編 輯／陳秋月
主　　編／柳怡如
專案企劃／賴真真
責任編輯／柳怡如
校　　對／柳怡如・丁予涵
美術編輯／潘大智
行銷企畫／詹怡慧・曾宜婷
印務統籌／劉鳳剛・高榮祥
監　　印／高榮祥
排　　版／莊寶鈴
經 銷 商／叩應股份有限公司
郵撥帳號／ 18707239
法律顧問／圓神出版事業機構法律顧問　蕭雄淋律師
印　　刷／龍岡數位文化股份有限公司
2019年3月　初版

定價 350 元　ISBN 978-986-136-517-6

如果對抗癌症是一場作戰，營養就是你的軍糧！吃得好、睡得好的病人，才有體力面對治療，才能有效地對抗癌症。

——《癌症全方位建議》

國家圖書館出版品預行編目資料

癌症全方位建議：讓我告訴你，從預防治療到飲食營養的照護指南 / 賴易成著. -- 初版. -- 臺北市 : 如何, 2019.03
192 面；17×23公分 --（Happy Body ; 174）

ISBN 978-986-136-517-6（平裝）
1. 癌症 2.中西醫整合
417.8　　107011630